Stübler   Homöopathische Arzneien

Dr. med. Martin Stübler

Homöopathische Arzneien

Krankheiten schonend behandeln

≡ **TRIAS** THIEME HIPPOKRATES ENKE

Umschlaggestaltung und Konzeption der Typographie:
B. und H. P. Willberg, Eppstein/Ts.

Umschlagzeichnung:
Friedrich Hartmann, Stuttgart

*CIP-Titelaufnahme
der Deutschen Bibliothek*

Stübler, Martin:
Homöopathische Arzneien : Krankheiten schonend behandeln / Martin Stübler. – Stuttgart : TRIAS – Thieme Hippokrates Enke, 1989

© 1989 Georg Thieme Verlag,
Rüdigerstraße 14,
D-7000 Stuttgart 30
Printed in Germany
Satz: Druckhaus Dörr, Inhaber Adam Götz, Ludwigsburg
(Linotype System 5 [202])
Druck: Gutmann, Heilbronn

ISBN 3-89373-065-6   2 3 4 5 6

Zu diesem Buch

Die Leser dieses Buches interessieren sich für die Homöopathie. Ich übe diese Methode seit etwa dreißig Jahren in Sprechstunde und Klinik aus und möchte versuchen, sie Ihnen durch die nachfolgenden Darstellungen nahezubringen.

Vielleicht haben Sie in der Kindheit noch erlebt, daß ein erfrorenes Knie mit Schnee eingerieben, ein verbrannter Finger an das Feuer gehalten wurde. Das ist Volksmedizin im Sinne der Homöopathie! Gleiches soll Gleiches heilen. Das erfrorene Bein soll durch das Einreiben mit dem Schnee, der verbrannte Finger durch die Wärme des Feuers wieder gesund werden.

Ein Motiv für die Hinwendung zur Homöopathie, das immer bedenkenswerter wird, ist die Ablehnung von Tierversuchen. Diese werden in der Homöopathie nicht durchgeführt; vielmehr nimmt der Mensch die Arzneien der Natur ein – Mineralstoffe, Pflanzenstoffe, Tierstoffe – und beobachtet ihre Wirkungen an sich selbst. Daraus entsteht das homöopathische Arzneimittelbild, das in diesem Buch vorgestellt wird. Durch das Gleichbleiben der verwendeten Stoffe hat sich ein großer, teilweise jahrtausendealter Erfahrungsschatz angesammelt. So finden sich beispielsweise Abhandlungen über die Nachtschattengewächse bereits in Quellen der alten Ägypter, der Inder und der Chinesen.

Auch die Homöopathie setzt eine Zeit der Einarbeitung voraus. Aus diesem Grunde sollen die »bewährten Indikationen« ausführlich dargestellt werden. Sie sind im Hauptteil des Buches nach Krankheiten geordnet. Bei den einzelnen Störungen finden Sie Vorschläge für eine Behandlung.

Dieses Vorgehen ist allerdings nicht streng homöopathisch, da eigentlich jeweils der ganze Mensch erfaßt werden sollte, also nicht nur beispielsweise der Abszeß, der an irgendeiner Stelle auftritt. Zunächst wird also die sogenannte organotrope Homöopathie im Blickfeld stehen. Sie ist auf ein Organ gerichtet, den Magen, den Darm, die Haut usw.

Doch auch auf die personotrope Homöopathie finden Sie Hinweise. Diese erfaßt den ganzen Menschen als Person. Wenn Sie sagen: »Ich habe Angst« oder »Ich friere«, so betrifft das keinen Teil Ihres Körpers, sondern den ganzen Menschen.

Das vorliegende Buch soll es ermöglichen, in leichteren Fällen seine Familienangehörigen und sich selbst zu behandeln. Im Zweifelsfall und wenn Beschwerden sich nicht bessern, ist unbedingt ein Arzt aufzusuchen. Vielleicht werden manche Leser bei sich eine besondere Begabung für die homöopathische Behandlungsmethode entdecken. Ihnen empfehle ich die abschließenden Hinweise auf weiterführende Literatur.

Allen Benutzern dieses Buches, die möglichst natürliche, rasche Hilfe suchen, wünsche ich viel Erfolg!

Dr. med. Martin Stübler

Die Grundlagen der Homöopathie

≡ **Dr. Samuel Hahnemann –
ein Arzt begründet die Homöopathie**

Samuel Friedrich Christian Hahnemann gilt als der offizielle Begründer der Homöopathie. Allerdings gab es auch vorher schon große Ärzte, die ihre Kranken auf den Grundlagen der Homöopathie behandelten, so beispielsweise Hippokrates (460 bis etwa 359 vor Chr.) und Paracelsus (1493 bis 1541). Sie gelten jedoch als geniale Einzelgänger. Eine Schule der Homöopathie wurde erst im 19. Jahrhundert durch Samuel Hahnemann begründet. Seitdem ist die homöopathische Behandlungsmethode erlernbar.

Hahnemann wurde am 10. April 1755 als drittes Kind eines Porzellanmalers in Meißen geboren. Obwohl der Siebenjährige Krieg der Stadt und ihrer Porzellanmanufaktur sehr geschadet hatte, erhielt der begabte Junge später für fünf Jahre einen Freiplatz an der berühmten Fürstenschule Sankt Afra. Mit zwanzig Jahren verließ Hahnemann seine Vaterstadt und widmete sich in Leipzig dem Medizinstudium. 1779 schloß er seine Ausbildung in Erlangen mit dem Doktorexamen ab.

In der folgenden Zeit beschäftigte sich Hahnemann vornehmlich mit Chemie. Seine eigene Familie war inzwischen auf fünf Köpfe angewachsen, und der junge Arzt geriet zunehmend in wirtschaftliche Not.

≡ **1790 – eine Idee wird geboren**

An diesem Tiefpunkt seines Lebens übersetzte Hahnemann ein Buch des englischen Gelehrten Cullen, der behauptete, daß Chinarinde ein Heilmittel gegen die Malaria-Krankheit darstelle. Um der seiner Meinung nach unrichtigen Behauptung Cullens entgegentreten zu können, entschloß sich Hahnemann zu wiederholten Selbstversuchen mit dieser Droge. Er nahm Chinarinde in hohen Dosen ein und bekam jeweils zwei bis drei Stunden dauernde Anfälle mit allen »sonst beim Wechselfieber gewöhnlichen Symptomen nacheinander«, beispielsweise Fieber und Schüttelfrost. Die Anfälle erneuerten sich nur, wenn Hahnemann die Arzneigabe wiederholte. Der geniale Forscher erkannte darin die Bestätigung des hippokratischen Gesetzes: »Similia similibus curentur – Ähnliches soll durch Ähnliches geheilt werden«. Hahnemann hatte richtig gefolgert, daß zum Beispiel Chinarinde eine Krankheit wie Malaria, deren Anzeichen die von ihm am eigenen Leibe erfahrenen Merkmale (Symptome) sind, heilen kann. So wurde das Jahr 1790 die Geburtsstunde der Homöopathie.

≡ Der gewissenhafte Heilkünstler

In den Jahren vor diesem Versuch hatte Hahnemann der Medizin immer mehr den Rücken zugewandt. Ehe er nun seine spektakuläre Entdeckung bekanntgab, überprüfte er sie sechs Jahre lang gewissenhaft. Im Alter von fünfzig Jahren ließ er sich 1805 in Torgau nieder. Ein halbes Jahrzehnt später erschien sein berühmtes Hauptwerk »Organon«, in dem er die Methode der homöopathischen Medizin wissenschaftlich begründete und zugänglich machte.

Hahnemann war nun weithin bekannt wegen seines außerordentlichen Wissens. Er bekam einen Lehrstuhl an der Leipziger Universität, wo er neun Jahre lang Vorlesungen hielt. In diese Zeit fällt die Herausgabe seiner sechsbändigen »Arzneimittellehre«, in der er seine eigenen und die von einer Prüfergruppe vorgenommenen Arzneimittelprüfungen veröffentlichte. Sein Ruf als Arzt reichte über die Grenzen seines Heimatlandes hinaus; auf der anderen Seite jedoch erwuchsen ihm Feindseligkeiten aus der Apothekerschaft, da die homöopathischen Arzneimittel vom verordnenden Arzt selbst hergestellt werden konnten. Diese führten so weit, daß er Leipzig verließ.

Mit sechzig Jahren begann für Hahnemann eine außerordentlich erfolgreiche Epoche seines Lebens. Die Kranken kamen aus allen Ländern Europas zu ihm. In der Zwischenzeit war er dazu übergegangen, die homöopathischen Arzneien stufenweise mit Weingeist zu verdünnen, wobei er nach jedem Verdünnungsschritt eine kräftige mechanische Einwirkung in Form einer gewissen Anzahl von Schüttelschlägen folgen ließ. Andere Stufen wurden stundenlang mit Milchzucker verrieben.

In Köthen veröffentlichte er ein neues Buch, die »Chronischen Krankheiten«, eine weitere Sammlung homöopathischer Arzneimittelprüfungen. Hier gibt er zum erstenmal seine Lehre von den Krankheitsstoffen (Miasmen) bekannt, der sich vor allem die südamerikanische Schule der Homöopathie zuwandte.

1829 starb Hahnemanns Lebensgefährtin. Seine zweite Frau, eine fünfunddreißigjährige Malerin, veranlaßte ihn, 1835 nach Paris überzusiedeln. So still der Auszug aus Köthen war, so triumphal gestaltete sich der Einzug in Paris. Der greise Arzt verfügte nach kurzer Zeit über eine große Praxis, die vom Adel und der vornehmen Welt konsultiert wurde. Acht Jahre lang, bis wenige Wochen vor seinem Tod, wirkte er dort. Am 2. Juli 1843 erlag er einer Altersbronchitis. Er ruht inmitten erlauchter Toter aus der Geschichte Frankreichs auf dem Friedhof Père Lachaise.

Hahnemanns Lehre, die Homöopathie, hat sich über die ganze Welt ausgebreitet. Ihre Hauptsäulen sollen hier betrachtet werden.

≡ Die Ähnlichkeitsregel

Die berühmte Ähnlichkeitsregel »Similia similibus curentur – Ähnliches soll durch Ähnliches geheilt werden« wurde für Hahnemann durch den Selbstversuch mit der Chinarinde einer der Grundpfeiler seiner Lehre. Er hatte an sich selbst die Folgen einer Vergiftung mit der Chinarinde beobachtet, die den Erscheinungen der Malaria ähnlich waren. Die Beobachtung dieser Ähnlichkeit brachte ihn darauf, daß hier ein durchgängiges Heilprinzip vorliegen müsse.

Dieses Prinzip hat sich in ungezählten Fällen bewährt. Daß es trotzdem keine allgemeine Anerkennung fand, hängt möglicherweise mit einem anderen Denkansatz zusammen. Wenn der Arzt beispielsweise eine Verstopfung nicht durch ein verstopfendes, sondern ein abführendes Mittel behandelt, folgt er dem Prinzip des »Contraria contrariis curentur – Gegensätzliches soll durch Gegensätzliches geheilt werden«. Dabei wird ursächlich (kausal) therapiert: Die Verstopfung wird durch ein Abführmittel beseitigt. Bei der Behandlung von Malaria durch die Chinarinde liegt dagegen kein kausaler Vorgang vor, da das Mittel nicht die der Erkrankung entgegengesetzten Symptome verursacht, sondern die gleichen (am Gesunden!, s. »Die Arzneimittelprüfung« S. 13). Man kann sich die homöopathische Arznei als Information vorstellen, die vom Meßfühler eines Regelkreises registriert wird und damit Regulationsmechanismen in Gang setzt, in diesem Fall die Selbstregulation des Körpers.

Dazu ein weiteres Beispiel: Jedes Jahr essen einige Kinder die schönen glänzenden, schwarzen Beeren der Tollkirsche. Es entsteht das Vergiftungsbild der Tollkirsche, lateinisch »Belladonna«. In der homöopathischen Praxis hat sich Belladonna bewährt bei akuten, heftigen Infektionen mit trockenen Schleimhäuten, Schweißneigung und hohem Fieber, das oft zu Hirnhautreizungen und Delirien führt. Wird Belladonna bei diesem Fieber in entsprechender Potenz (worüber wir noch hören werden) eingesetzt, so läßt sich das Krankheitsbild der Kinder durch ein ähnliches Vergiftungsbild gewissermaßen auslöschen.

≡ Die Potenzlehre

Wie bei dem Selbstversuch mit der Chinarinde behandelte Hahnemann anfangs mit massiven Dosen. Wenn heftige Reaktionen auftraten, schwächte er die Dosis immer weiter ab. Zuletzt gelangte er zu den sogenannten »homöopathischen Dosen«.

Während die niedrigen Potenzen den Arzneistoff in meßbarer und wägbarer Menge enthalten, stieß bereits Hahnemann an eine Grenze, die sogenannte Loschmidtsche* Zahl. Vereinfacht kann man aus den Erkenntnissen von Joseph Loschmidt ableiten, daß in Verdünnungen, die über $1 : 10^{23}$ hinausgehen, nach den Gesetzen der Wahrscheinlichkeit kein Wirkstoffmolekül mehr zu erwarten ist. Die Verdünnung $1 : 10^{23}$ entspricht der D 23. Hahnemann fand jedoch, daß auch darüberliegende Potenzen eine gute und zuverlässige Wirkung haben. Das hat sich in der Zwischenzeit bestätigt; auch ich habe dies in meiner jahrzehntelangen Praxis so gefunden. Womit diese Wirkung zusammenhängt – möglicherweise mit dem Lösungsmittel der Hochpotenzen –, ist bis heute nicht eindeutig geklärt.

Hahnemann verdünnte die Arznei in Hunderterschritten, wobei er diese Verdünnungsart mit dem lateinischen Wort *centum* bzw. dem ersten Buchstaben C kennzeichnete. Bei C 1 liegt ein Hunderterschritt vor, bei C 3 drei Hunderterschritte, bei C 6 sechs Hunderterschritte; mathematisch ausgedrückt heißt das: hundert hoch minus 6 (100^{-6}). Die in Hahnemanns Köthener Jahren am häufigsten verordnete Potenz war die sich jenseits der Loschmidtschen Zahl bewegende C 30.

Da bei den ersten Potenzschritten, etwa von C 1 zu C 2 und C 3, öfter Zwischenstufen erwünscht waren, wurde speziell in Deutschland eine Verdünnungsstufe von 10:10 eingeführt, lateinisch *decem*, abgekürzt D. So werden neben den C-Potenzen vor allem in Deutschland die D-Potenzen in sämtlichen Stufen geliefert und angewandt.

Weil Wirkung und Reaktion der verordneten C-Potenzen, z. B. bei Hautkrankheiten, oft zu einer erheblichen und lang anhaltenden Reaktion führten, setzte Hahnemann in seiner Pariser Zeit noch weitere Potenzen ein, die sogenannten LM-Potenzen. L bedeutet lateinisch die Zahl 50, M die

Dezimalpotenz	Zentesimalpotenz	Arzneigehalt
D 1 = $\varnothing$	–	1/10
D 2	C 1	1/100
D 3	–	1/1 000
D 4	C 2	1/10 000
D 5	–	1/100 000
D 6	C 3	1/1 000 000

---

* Joseph Loschmidt (1821–1895), österr. Chemiker und Physiker. Berechnete 1865 erstmals die Größe der Luftmoleküle und ihre Anzahl pro Volumeneinheit.

Zahl 1000. Es sind Schritte, die bei Verdünnung über das Flüssige zum Festen wieder zum Flüssigen und wieder zum Festen führen. Diese Potenzen sind besonders mild und haben sich in der letzten Zeit stärker verbreitet. Alle drei Potenzarten sind z. B. von der Deutschen Homöopathie-Union (DHU) Karlsruhe und anderen Arzneimittelherstellern zu beziehen.

≡ Die Arzneimittelprüfung

Diesen Abschnitt möchte ich mit einem persönlichen Erlebnis einleiten. Während meiner Tätigkeit am damals homöopathisch geführten Robert-Bosch-Krankenhaus in Stuttgart erschien in der Ambulanz ein Bauer aus der Bodenseegegend. Er sollte wegen eines den Magenausgang verschließenden Geschwürs operiert werden, wollte jedoch zuvor noch einen Versuch mit der Homöopathie machen. Ich führte in diesen Wochen eine Arzneiprüfung an mir selbst durch. Der Versuch wurde von dem Stuttgarter homöopathischen Arzt Dr. Julius Mezger geleitet, und ich wußte nicht, welche Arznei ich eingenommen hatte.

Während der Patient seine Beschwerden vorbrachte, wurde mir seltsam zumute. Der Kranke schilderte ungefähr dieselben Symptome, unter denen ich zu leiden hatte. Das bedeutete, daß sich bei mir als Gesundem durch die Versuchsarznei dieselben Erscheinungen einstellten, gegen die diese Arznei beim Kranken wirkt. Ich erfuhr, daß ich Alraune (Mandragora) in einer D 12-Potenz eingenommen hatte, ein Mittel, das sich bei bestimmten Magenerkrankungen sehr bewährt hat. Darauf verständigte ich den Direktor des Robert-Bosch-Krankenhauses, Dr. Otto Leeser, der veranlaßte, daß der Patient den Prüfstoff als Arznei bekam, entsprechend dem Hahnemannschen Grundsatz »Similia similibus curentur – Ähnliches soll durch Ähnliches geheilt werden«, worauf die homöopathische Arzneibehandlung beruht.

Nach vier Wochen erschien der Bauer wieder mit einem großen Eimer voll Honig. Das war die Belohnung für den guten ärztlichen Ratschlag. Der Patient fühlte sich wohl, er hatte inzwischen zehn Pfund zugenommen, und eine Operation war überflüssig geworden.

Natürlich ist ein solches persönliches Erlebnis für jeden Arzt eine hervorragende Bestätigung und Grundlage weiterer Behandlungen.

Doch zurück zu Samuel Hahnemann. In kleinen Ärztegruppen, zum Teil auch an seiner Familie, prüfte er die Stoffe, deren Bilder er in seiner »Reinen Arzneimittellehre« und in den »Chronischen Krankheiten« darstellte. Diese Arzneimittelbilder sind bis heute immer wieder nachgeprüft und bestätigt worden.

Ein großer Vorteil für die homöopathischen Medikamente ist, daß zu ihrer Prüfung keine Tierversuche nötig sind und sie selbst nicht wechseln. Das heißt, sowohl die tierischen Arzneimittel – beispielsweise das Schlangengift Lachesis – als auch die pflanzlichen Arzneimittel – beispielsweise Arnica oder Pulsatilla – sowie die mineralischen Arzneien – beispielsweise Schwefel oder Kalzium – bleiben im Grunde gleich. Mit dieser Medizin konnten Generationen von Ärzten Erfahrungen sammeln. Die chemisch hergestellten Medikamente wechseln dagegen häufig: ständig werden neue, andere oder veränderte Produkte auf den Markt gebracht.

Im Laufe der Zeit kristallisierte sich eine Leitlinie heraus, bei welchem Menschentyp die einzelnen homöopathischen Arzneien besonders gut wirken. Dadurch entstand die Möglichkeit der konstitutionellen Behandlung, die man auch als Versuch betrachten kann, die anlagebedingten Tendenzen zu beeinflussen.

☰ Das Einnehmen homöopathischer Arzneien

Diese feinstofflichen Arzneien werden im allgemeinen vor den Mahlzeiten eingenommen, etwa fünf Minuten vor dem Essen. Hahnemann empfahl die Verdünnung mit Wasser. Auf diese Weise entsteht eine intensive Benetzung der aufnehmenden Mund- und Zungenschleimhaut.

Bewährte Indikationen: Heilanzeigen von A–Z

Abszeß

Ein Abszeß ist eine Eiteransammlung der Haut in einem durch Gewebszerfall entstandenen Hohlraum, verbunden mit Schmerzen, Rötung, Schwellung und starkem Hitzegefühl. Einschmelzung ist möglich.

Wann soll man zum Arzt?

Sobald sich rote Streifen (Lymphgefäßentzündungen) zeigen, Drüsenschwellungen und Fieber auftreten.

Homöopathische Behandlung

Beginnende Entzündung.
Belladonna D 12, zweistündlich 5 Tropfen; im Wechsel mit *Hepar sulfuris D 12,* zweistündlich 5 Tropfen.

Beginnende Abszeßbildung.
Hepar sulfuris D 4, zweistündlich 1 Tablette zur Förderung der Einschmelzung.

Spontaneröffnung. Ist der Abszeß schon so weit fortgeschritten, daß er zur Spaltung reif ist, läßt sich meist eine Spontaneröffnung erzielen. Man gibt
Hepar sulfuris D 4, alle Stunde 1 Tablette.

Zusätzliche Maßnahmen

- Quark- bzw. Heilerde-Auflagen, um die Entzündung zu beruhigen.
- Warme Kartoffelauflagen, um die Entzündung zu fördern.

Afterekzem, Afterfissur

Ein After-(Anal-)Ekzem ist ein brennender, juckender, sehr belästigender Ausschlag rings um den After, eine Afterfissur ein längs verlaufender Einriß im Bereich der Afterschleimhaut, der beim Durchtreten des Stuhls sehr schmerzt. Blutung ist möglich.

Wann soll man zum Arzt?

Wenn der Juckreiz zu stark wird.

Homöopathische Behandlung

Afterekzem.
Acidum nitricum D 4, 5 × täglich 5 Tropfen auf die Zunge.

Chronische Neigung zu Afterekzem.
Berberis D 4, morgens und abends 7 Tropfen.

Afterfissur.
Acidum nitricum D 6, 3 × täglich 5 Tropfen.

Chronische Neigung zu Afterfissur.
Berberis D 3, 2 × täglich 5 Tropfen.

Zusätzliche Maßnahmen

- After sauber und trocken halten. Seife nur selten und mit Vorsicht verwenden.
- Kühle Eichenrinde-Sitzbäder.
- Aristolochia-Salbe auf den Einriß (lokal).

Akne

Akne ist eine Hautkrankheit, die sich in Mitessern und Pusteln im Gesicht, oft auch auf Brust und Rücken, zeigt. Häufig bei Jugendlichen und jungen Erwachsenen, bei Fettsucht, auch bei den Wechseljahrumstellungen. Die Behandlung ist schwierig. Ein Versuch mit der Homöopathie kann gemacht werden.

Wann soll man zum Arzt?

Wenn die Akne sehr tief sitzt und kleine Abszesse bildet oder schmerzt.

Homöopathische Behandlung

Akne im Gesicht (bei Jungen und Mädchen).
Juglans cinerea D2,
3 × täglich 7 Tropfen.

Akne am Rücken.
Sulfur D4, 2 × täglich 5 Tropfen. Anschließend
Sulfur jodatum D4, 2 × täglich 5 Tropfen. Anschließend
Kalium bromatum D5, 2 × täglich 5 Tropfen.

Bei jungen Mädchen.
Pulsatilla D4, 2 × täglich 5 Tropfen. Anschließend
Pulsatilla D6, 2 × täglich 5 Tropfen. Anschließend
Pulsatilla D12, 2 × täglich 5 Tropfen.

Allergie siehe auch → Heuschnupfen

Allergie ist ein Zustand abnormer Empfindlichkeit von Haut und Schleimhaut zum Beispiel auf Pollen, Insektenstiche, Nahrungsmittel, Medikamente.

Wann soll man zum Arzt?

Wenn das Allgemeinbefinden erheblich beeinträchtigt oder die Atmung behindert ist. Die Homöopathie hat oft gute Erfolge.

Homöopathische Behandlung

Pollenallergie (Heuschnupfen).
Galphimia D4, 3 × täglich 5 Tropfen.

Insektenallergie.
Akut (heftig verlaufend).
Apis D4, alle 10 Minuten 5 Tropfen.
Chronisch (langsam verlaufend).
Apis D4, 3 × täglich 5 Tropfen.

Nahrungsmittelallergie.
Okoubaka D4,
akut, alle 15 Minuten 5 Tropfen;
chronisch, 5 × täglich 5 Tropfen.

Angst siehe auch → Prüfungsangst

Unter Angst versteht man eine Erregung, die sich auf ein Ereignis (Examen, Gewitter) oder auf allgemeine Dinge (Leben, Zukunft, Tod) beziehen kann.

Wann soll man zum Arzt oder Psychotherapeuten?

Wenn die Wirkung auf eine Behandlung nicht bald eintritt. Bei einfachen Ängsten verzeichnet die Homöopathie gute Erfolge.

Homöopathische Behandlung

Angst vor Schularbeiten, vor der Fahrschule.
Argentum nitricum D12,
morgens und abends vor der Schulzeit
5 Kügelchen.

Angst vor Gewitter.
Phosphorus D 12, morgens und
abends 5 Tropfen (in Gewitter-
zeiten oder vor dem Gewitter).

Angst vor Alleinsein.
Aconit D 12, morgens und abends
5 Kügelchen.

Angst vor Dunkelheit.
Stramonium D 12, morgens und
abends 5 Tropfen.

Angina → Halsentzündung, Grippe

Appetit

Der Appetit (Eßlust) kann vermehrt
oder vermindert sein; einzelne Speisen
werden bevorzugt oder abgelehnt. Es
handelt sich dabei um komplizierte
Vorgänge.

Wann soll man zum Arzt?

Bei tiefgreifenden Appetitstörungen
ist ein Arztbesuch empfehlenswert.
Einfachen Appetitmangel bei Kindern
kann man versuchsweise behandeln.

Homöopathische Behandlung

Hauptmittel bei Appetitmangel.
Abrotanum D 4, vor jeder
Mahlzeit 5 Kügelchen.

**Phasen von Appetitmangel bei
Kindern.**
Tuberculinum D 200,
1 × im Monat (!) 5 Kügelchen.

**Zappelphilipp, lebhaft, will nicht
essen.**
Calcium phosphoricum D 6,
morgens und abends 1 Tablette.

Arthritis → Gelenkentzündung, chronisch → Gelenkrheuma, akut

Asthma

Unter Asthma werden akute oder
chronische Zustände von Atemnot mit
Verkrampfung der Bronchien und
Schwellung der Bronchialschleimhaut
verstanden.

Wann soll man zum Arzt?

Bei schweren Zuständen. In leichten
sowie genau untersuchten chronischen
Fällen, bei denen die allopathischen
Mittel versagen, kann ein Versuch mit
der Homöopathie gemacht werden.

Homöopathische Behandlung

**Trockener Mensch, akuter Zu-
stand.** Bei heftigem Verlauf.
Aconit D 30, alle 10 Minuten
5 Kügelchen lutschen.

**Schwitzender Mensch, akuter Zu-
stand.** Bei heftigem Verlauf.
Belladonna D 30, alle 5 Minuten
5 Kügelchen lutschen.

Asthmaanfall um Mitternacht.
Arsen D 6, alle 10 Minuten
5 Tropfen.

**Asthma durch Kummer und
Sorgen.**
Ambra D 3, 5 × täglich 5 Tropfen.

Atemnot siehe auch → Asthma

Es gibt herzbedingte, asthmatische
und nervöse Atemnot.

Wann soll man zum Arzt?

Wenn die Ursache unklar ist. Bei herzbedingter Atemnot. Auch die asthmatische Atemnot fordert meist ärztliche Behandlung. Die nervöse Atemnot kann versuchsweise homöopathisch behandelt werden.

Homöopathische Behandlung

Alte Leute mit Lungenblähung und blauen Lippen.
Laurocerasus D 4, 3 × täglich 10 Tropfen.

Nervöse Atemstörung (Seufzeratmung).
Ignatia D 12, 3 × täglich 5 Tropfen.

Aufstoßen

Unter Aufstoßen (Rülpsen) versteht man ein plötzliches Hochkommen von Luft aus dem Magen, meist durch Zusammenziehen des Zwerchfells.

Wann soll man zum Arzt?

Wenn das Aufstoßen nach kürzerer Zeit nicht verschwindet. Die homöopathische Behandlung kann versucht werden.

Homöopathische Behandlung

Saures Aufstoßen.
Robinia D 12, vor jeder Mahlzeit 5 Tropfen.

Leeres Aufstoßen.
Carbo vegetabilis D 12, vor jeder Mahlzeit 5 Tropfen.

Nervöses, krampfartiges Aufstoßen.
Cuprum metallicum D 12, morgens und abends 5 Tropfen.

Auge → Bindehautentzündung, → grauer Star

Ausfluß (Fluor)

Ausfluß entsteht bei akutem oder chronischem Schleimhautkatarrh der weiblichen Geschlechtsteile; er wird durch Reizung, Erregung oder Entzündung verursacht.

Wann soll man zum Arzt?

Die Ursache von Ausfluß sollte immer durch den Arzt abgeklärt werden.

Homöopathische Behandlung

Zäher, dicker Ausfluß. Schwache, blasse Personen.
Hydrastis D 4, 3 × täglich 5 Tropfen.

Scharfer, übelriechender, dünner Ausfluß.
Acidum nitricum D 4, 3 × täglich 5 Tropfen.

Ausfluß durch Pilze. Schleimiger, dicker Fluor.
Borax D 3, 3 × täglich 5 Tropfen.

Trichomonaden. Vollblütige, erregbare Frauen. Scheidenentzündung mit Ausfluß. Brennende, juckende Schmerzen.
Lilium D 4, 3 × täglich 5 Tropfen.

Zusätzliche Maßnahmen

– Unterleib mild reinigen, nicht viel reiben.
– Ölen mit einem Kinderöl.
– Bei starkem Pilzbefall ist manchmal Partnerbehandlung sowie ein Mittel gegen Pilze erforderlich. Die homöopathische Nachbehandlung ist wichtig.

Bindehautentzündung (Konjunktivitis)

Die Schleimhaut, die die Vorderfläche des Augapfels und die Innenfläche der Augenlider bekleidet, kann sich entzünden und Flüssigkeit absondern.

Wann soll man zum Augenarzt?

Wenn die homöopathische Behandlung nach einigen Tagen keine Besserung bringt.

Homöopathische Behandlung

Lichtempfindlichkeit, Folge von Sonnenbestrahlung.
Belladonna D6, 5 × täglich 5 Tropfen auf die Zunge.

Augenlider geschwollen, Fremdkörpergefühl, Jucken.
Apis D4, 5 × täglich 5 Tropfen auf die Zunge.

Zusätzliche Maßnahmen

– Quarkauflagen auf die Augen.
– Euphrasia-Augentropfen.

Blähungen

Blähungen sind Luftansammlungen im Dick- oder Dünndarm, manchmal mit Blähungskolik.

Homöopathische Behandlung

Geblähter Oberbauch, Aufstoßen bessert.
Carbo vegetabilis D6, 3 × täglich 1 Tablette vor dem Essen.

Alles Gegessene wird zu Luft.
Argentum nitricum D12, 2 × täglich 5 Tropfen.

Knalliges Aufstoßen.
Asa foetida D4, 3 × täglich 5 Tropfen.

Zusätzliche Maßnahmen

– Heilerde innerlich.
– Bittertee (Wermut, Salbei) in kleinen Mengen.

Blasenstörungen

Die Schleimhaut der Harnblase kann sich entzünden; sie kann auch bluten. In der Blase können sich Steine bilden, die sowohl Nierenfunktionsstörungen als auch Kolikanfälle auslösen können.

Wann soll man zum Arzt?

Die Ursache der Blasenstörung sollte vom Arzt geklärt werden. Leichte Blasenentzündungen kann man homöopathisch behandeln.

Homöopathische Behandlung

Blasenentzündung mit häufigem, schmerzhaftem Wasserlassen und Brennen.
Cantharis D6, 5 × täglich 5 Tropfen.

Blasenblutung.
Millefolium D4, 3 × täglich 5 Tropfen.

Blasensteine mit Blutung, eventuell auch im Harnleiter vor der Blase sitzend. Wenn die Blasensteine in zwei Tagen nicht abgehen, sollte der Urologe aufgesucht werden.
Hernaria D4, stündlich 5 Tropfen.

Blasenschwäche. Unwillkürlicher Harnabgang infolge Senkung der weiblichen Organe.
Causticum D 6, morgens und abends 5 Tropfen.

Zusätzliche Maßnahmen

- Reichlich Zinnkrauttee trinken.
- Warme Ölauflagen auf die Blasengegend.
- Reizlose Kost. Kein Alkohol.

Blutdruck

Der in den Blutgefäßen herrschende Druck nimmt vom Herzen über die Peripherie zu den Venen ständig ab. Manche Menschen haben von Natur aus zu niedrigen oder zu hohen Blutdruck; bei Aufregung kann er steigen, bei Schwäche sinken. Kurzfristige Störungen lassen sich homöopathisch behandeln; auch gründlich diagnostizierte Störungen, bei denen die Allgemeinmedizin nicht vorwärtskommt, bessern sich oft.

Wann soll man zum Arzt?

Wenn der gemessene Blutdruckwert öfter die Norm-Werte überschreitet, ist es empfehlenswert, den Arzt aufzusuchen.

Homöopathische Behandlung

Niedriger Blutdruck.
Müde, schwindlig, depressiv.
Haplopappus D 3, morgens und abends 7 Tropfen.
Blaß, müde, kalter Schweiß.
Veratrum album D 6, 2 × täglich 5 Tropfen.

Veratrum album D 4 kann man als Kügelchen bei sich führen und bei Schwäche 5 Kügelchen lutschen.
Zusätzlich: Alle durchblutungsfördernden Maßnahmen wie Bürsten, Wechselduschen, Gymnastik.

Erhöhter Blutdruck.
Roter Kopf, kalte Füße.
Arnica D 6, 2 × täglich 5 Tropfen.
Eher blaß, Herzunruhe, alte Menschen.
Crataegus D 4, 3 × täglich 7 Tropfen.

Bronchitis

Bronchitis ist eine Entzündung der Bronchialschleimhaut. Sie kann akut oder chronisch sein. Die homöopathische Behandlung ist erfolgversprechend.

Wann soll man zum Arzt?

Bei längerem Fieber und Schmerzen.

Homöopathische Behandlung

Bronchitis akut, trocken. Bellhusten, trocken, Schweiß; nachts schlimmer.
Belladonna D 6, 5 × täglich 5 Tropfen;
Trockener Kitzelhusten hinter dem Brustbein.
Rumex D 4, 5 × täglich 5 Tropfen.

Bronchitis chronisch, trocken und feucht.
Chronische Bronchitis der Alten.
Antimonium sulfuratum aurantiacum D 4, 2–5 × täglich 1 Tablette lutschen.

Trockene Bronchitis mit Heiserkeit;
bei jedem Husten spritzt Urin weg.
Causticum D 6, 3 × täglich
5 Tropfen.

Raucherhusten.
Sulfur jodatum D 6, 3 × täglich
5 Tropfen.

Zusätzliche Maßnahmen

– Brustwickel.
– Einreibungen mit ätherischen
Ölen.
– Inhalation mit Emser Salz.

Brustdrüse (Mamma)

Die Brustdrüse kann vor der Periode
anschwellen; sie kann sich während
der Stillzeit entzünden.

Wann soll man zum Arzt?

Wenn die Brustdrüse Knoten bildet.
Bei günstigem Untersuchungsresultat
kann eine homöopathische Behandlung durchgeführt werden.
Bei Schmerzen in der Stillzeit.

Homöopathische Behandlung

**Brustschwellung und Schmerz vor
der Periode.**
Phytolacca D 4, über längere Zeit
2 × täglich 5 Tropfen.

Brustdrüsenentzündung (Mastitis).
Rot, geschwollen, klopfempfindlich.
Belladonna D 12, 5 × täglich
5 Tropfen.

**Gutartige Knoten, vor der Regel
größer.**
Phytolacca D 4, 2 × täglich
5 Tropfen, 4 Wochen lang, danach
Conium D 4, 2 × täglich 5 Tropfen,
4 Wochen lang. Dann wieder von
vorn.

Bruststiche

Bruststiche können eine Reizung des
Rippenfells (Pleura) oder eine Herzstö-
rung als Ursache haben.

Wann soll man zum Arzt?

Wenn die Bruststiche nicht innerhalb
weniger Tage verschwinden.

Homöopathische Behandlung

Bruststiche beim Atmen.
Bryonia D 4, 5 × täglich 5 Tropfen.

**Bruststiche vom Herzen ausge-
hend.**
Spigelia D 6, 3 × täglich
5 Tropfen.

Zusätzliche Maßnahmen

– Brustwickel.
– Herzsalbe bzw. Bronchitissalbe
einreiben.

Depression (Melancholie)

Eine Depression oder Melancholie ist
eine seelische Störung, die sich in einer
gedrückten Stimmung und Hoffnungs-
losigkeit ausdrückt. Man unterschei-
det zwischen reaktiven (Reaktion auf
äußere Umstände) und endogenen
(aus dem Inneren kommenden) De-
pressionen.

Wann soll man zum Arzt?

Wenn sich der Zustand nicht ändert.
Bei Selbstmordabsicht. Oft sind die De-
pressionen auch stoffwechselbedingt
(Leber). Hier lohnt ein Versuch mit der
Homöopathie.

Homöopathische Behandlung

Rundlicher Körperbau.
Calcium carbonicum 12, abends
1 Tablette.

**Phlegmatische Konstitution
(schwerfällig, träge) mit Kälteempfindlichkeit; Stimmungsschwan-
kung besonders vor der Regel.**
Pulsatilla D 12, abends 7 Tropfen.

Depression durch Rückschläge.
Ambra D 3, 2 × täglich 7 Tropfen.

Zusätzliche Maßnahmen

– Bewegung in frischer Luft.
– Leber-Gallentee.
– Stuhlregulierung.

Drüsen → Lymphdrüsen

Durchfall (Diarrhö) siehe
auch → Gastritis

Durchfall ist gehäufter Abgang von
dünnen, ungeformten Stühlen (Diätfehler, Infekte, nervöse Umstände).

Wann soll man zum Arzt?

Wenn der Durchfall länger als ein paar
Tage anhält; wenn er von anderen
Krankheitszeichen (Fieber, Gliederschmerzen, allgemeines Krankheitsgefühl) begleitet wird; bei Blut im Stuhl.

Homöopathische Behandlung

**Durchfall nach Diätfehler, stin-
kend und heftig.**
Arsen D 6, stündlich 5 Tropfen.

**Durchfall bei Sommerinfekt (Er-
kältung).** Wäßrige Durchfälle, Kolik,
Kollaps.
Veratrum album D 4, stündlich
5 Tropfen.

**Durchfall nach Aufregung, auch
Erwartungsdurchfälle.**
Argentum nitricum D 12,
zweistündlich 5 Tropfen.

Zusätzliche Maßnahmen

– Fasten.
– Geriebene Äpfel.

Ekzem (Flechte) siehe auch
→ Allergie

Eine oft juckende, manchmal nässende
Hautentzündung bezeichnet man als
Ekzem.

Wann soll man zum Arzt?

Wenn sich ein Ausschlag nach weni-
gen Tagen nicht bessert. Gut diagnostizierte, schwer beeinflußbare Hautleiden chronischer Art kann man
selbst zu behandeln versuchen. Das
Ekzem kann von innen her geheilt,
durch Salben im allgemeinen nur ge-
pflegt werden.

Homöopathische Behandlung

Akutes Ekzem (Dermatitis).
Apis D 4 und *Belladonna D 4,*
alle 30 Minuten bzw. jede Stunde
5 Tropfen im Wechsel.

Unerträglicher Juckreiz bei Kindern
und Erwachsenen.
Viola tricolor D 4, alle 2 Stunden
5 Tropfen.

Chronisches Ekzem. Tiefenwirkung:
Sulfur D 6, 2 × täglich 1 Tablette.
Kann Reaktionen verursachen,
speziell wenn früher durch
Kortisonsalben unterdrückt
wurde.
Zur Umstimmung, eventuell neben anderer Behandlung:
Acidum formicicum D 200,
1 × im Monat 5 Kügelchen.

Allergisches Ekzem (Pollen, Kosmetika, Medikamente).
Galphimia D 4, 4 × täglich
5 Tropfen.

Zusätzliche Maßnahmen

– Kühle Bäder, evtl. auch kurze
Tauchbäder mit Kleie und Molke
nachts bei heftigem Juckreiz
(*Töpfer*-Hautbad).
– Gut verträgliche Salbe (Traumeel-Salbe).
– Entschlackende Kost (Weizengel-Kur).
– Förderung der Nierenausscheidung (Harntee); Unterstützung
der Leber (Leber-Gallentee).
Stuhlregulierung.

Ellbogenschmerz (Tennisarm)

Durch Überanstrengung (Tennis, Klavierspiel, Berufsarbeit) entwickelt sich
am Hauptgebrauchsarm ein sehr
schmerzhafter Punkt an der Knochenhaut von Elle oder Speiche. Die Muskelstränge zum Handgelenk hin sind
schmerzhaft und verkrampft. Das Leiden ist hartnäckig. Man kann eine Behandlung mit homöopathischen Mitteln versuchen. Dies ist auch bei gut
diagnostizierten chronischen Schmerzen angezeigt.

Wann soll man zum Arzt?

Wenn die Schmerzen unerträglich
werden und sich keine Besserung
zeigt.

Homöopathische Behandlung

Überanstrengung. Die Weichteile
sind betroffen. Gefäßwirkung.
Arnica D 4, 4 × täglich 5 Tropfen.

Knochenhaut. Die Knochenhaut ist
hochempfindlich.
Ruta D 4, 4 × täglich 5 Tropfen.

Nerven. Die Nervenstämme vom Ellbogen über die Schulter bis zur Halswirbelsäule oder vom Ellbogen bis zum
Handgelenk und Daumen sind gereizt.
Hypericum D 4, 4 × täglich
5 Tropfen.
Arnica, *Ruta* und *Hypericum* können
in D 4 gemischt (15 Tropfen) zusammen gegeben werden.

Bewegungsschmerz.
Bryonia D 4, 4 × täglich 5 Tropfen.
Bryonia, Ruta und Arnica können in
D 4 auch abwechslungsweise gegeben
werden.

Zusätzliche Maßnahmen

– Über Nacht kühlende Auflagen
mit Heilerde, Quark, Kytaplasma
(Pflanzenbrei).
– Lockernde Schüttelgymnastik mit
dem betroffenen Arm.
– Massagebehandlung der Überanstrengungskette von Halswirbelsäule über Schulter, Ellbogen bis
zur Hand (Daumen).
– Durchwärmende Salben auf die
Umgebung.

Erbrechen siehe auch → Gehirnerschütterung

Bei Erbrechen erfolgt eine krampfartige rhythmische Entleerung des Magens infolge muskulärer Gegenbewegung.

Wann soll man zum Arzt?

Wenn die Ursache unklar ist und keine Besserung eintritt.

Homöopathische Behandlung

Erbrechen nach Diätfehler (verdorbener Magen). Bei Übelkeit, Sodbrennen, ärgerlicher Stimmung.
Nux vomica D6, alle 15 Minuten 5 Tropfen auf die Zunge (nicht schlucken) bis das Erbrechen besser wird.

Erbrechen aufgrund nervlicher Ursachen. Bei Aufregung, plötzlichem Stimmungswechsel, bei Übelkeit infolge Kränkung.
Ignatia D6, alle Viertelstunde 5 Tropfen auf die Zunge (nicht schlucken) bis das Erbrechen besser wird.

Brechdurchfall nach verdorbenen Speisen.
Arsen D6, alle 30 Minuten 5 Tropfen auf die Zunge.

Zusätzliche Maßnahmen

– Fasten und, sobald das Erbrechen aufhört, kleine Schlucke warmen, bitteren Tees (Wermuttee) trinken.
– Ruhig liegen und feuchtwarme Auflagen auf die Magengegend.

Erkältung siehe auch → Grippe, Halsentzündung, Heiserkeit

Eine Erkältung ist ein akutes, entzündliches Geschehen im Bereich der oberen Luftwege; durch Abkühlung, Luftzug oder Wetterwechsel, manchmal auch durch Infektion bedingt.

Wann soll man zum Arzt?

Wenn nach 1–2 Tagen keine deutliche Wende eintritt oder der Patient einen schwerkranken Eindruck macht. Die meisten Infekte bessern sich mit Hilfe leichter unterstützender Maßnahmen von selbst. Die Homöopathie hat gute Erfolge.

Homöopathische Behandlung

Anfangsmittel.
Akuter Beginn, hohes Fieber, trockener, heißer Patient.
Aconit D6, stündlich 5 Tropfen.
Akuter Beginn, hohes Fieber. Der Patient ist heiß und schwitzt.
Belladonna D6, stündlich 5 Tropfen.

Lokalisation Kopf (»Kopfgrippe«).
Gelsemium D4, alle 2 Stunden 5 Tropfen.

Lokalisation Hals. Halsschmerzen, Husten Heiserkeit.
Causticum D4, alle 2 Stunden 5 Tropfen.

Lokalisation Brust. Schmerzhafter Husten mit Brustschmerzen. Der ganze Körper ist wie zerschlagen.
Eupatorium D4, alle 2 Stunden 5 Tropfen.
Kann auch ansteckungsgefährdeten Familienmitgliedern (3 × täglich 5 Tropfen) gegeben werden.

Zusätzliche Maßnahmen

– Fieber nicht unterdrücken, sondern fördern durch ein Schwitzbad von 20 Minuten mit nachfolgendem Schwitzen im Bett und Trinken von Lindenblütentee.
– Falls kein Appetit vorhanden, fasten bzw. frischgepreßte Säfte trinken.
– Gurgeln mit Salbei- oder Thymiantee.
– Hals und Brust mit Salben einreiben, die pflanzliche Öle enthalten.
– Grippe nicht auf die leichte Schulter nehmen!
– Oft hilft ein heißes, ansteigendes Fußbad mit anschließender Bettruhe, dazu das entsprechende homöopathische Mittel.

Erschöpfung, Schwäche, Müdigkeit

Erschöpfung ist ein durch körperliche oder geistige Überanstrengung, durch Streß oder seelische Probleme, auch durch Krankheiten entstandener Zustand, oft mit niedrigem Blutdruck verbunden. Meist homöopathisch gut behandelbar.

Wann soll man zum Arzt?

Wenn keine Besserung eintritt.

Homöopathische Behandlung

Erschöpfung durch schulische Überanstrengung. Will liegen; muß zu allem motiviert werden; interesselos.
Acidum phosphoricum D 6,
3 × täglich 7 Tropfen.

Hirnmüdigkeit bei Schülern. Müdigkeit durch geistige Überanstrengung.
Agaricus D 12, 3 × täglich 5 Tropfen.

Seelische Erschöpfung.
Acidum phosphoricum D 12, morgens und abends 10 Tropfen.

Erschöpfung in der Rekonvaleszenz.
China D 4, 2 × täglich 10 Tropfen.

Frühjahrsmüdigkeit.
Gelsemium D 4, 2 × täglich 7 Tropfen.

Erschöpfung durch Kummer. Depressiv, verschlossen, bockig. Seufzeratmung.
Ignatia D 6, 3 × täglich 5 Tropfen.

Erschöpfung durch niedrigen Blutdruck. Schwäche besonders im Stehen, will sich setzen. Depressive Stimmung.
Haplopappus D 3, 3 × täglich 7 Tropfen.
Blutdruckabfall, Blässe, Schweißausbruch bis zur Ohnmacht.
Veratrum album D 4, 5 × täglich 5 Tropfen.

Erschöpfung durch Schlafmangel und Sorgen. Schlaflos durch unangenehme Gedanken (Schule, Finanzamt, Geschäftssorgen).
Ambra D 4, 3 × täglich 7 Tropfen.

Erschöpfung durch körperliche Überanstrengung. Sport, schwere Berufsarbeit, anstrengende Tätigkeit.
Rhus toxicodendron D 12, 2 × täglich 7 Tropfen.

Körperliche Erschöpfung.
Arnica D 12, 2 × täglich 7 Tropfen.

Zusätzliche Maßnahmen

- Kleine, kräftigende Mahlzeiten.
- Genügend Schlaf, eventuell mit
  beruhigendem Tee.
- Nicht zu viel fragen.
- In die Gemeinschaft einbeziehen.
- »Tapetenwechsel« oder Erholung.

Faulecken (Mundwinkelaphthen)

Faulecken sind Einrisse in den Mundwinkeln, oft mit Infekt der Umgebung, teilweise durch Pilze. Manchmal Hinweis auf Eisenmangel.

Wann soll man zum Arzt?

Wenn die Entzündung nicht weicht.

Homöopathische Behandlung

Schmerzhafte und blutende Faulecken.
Acidum nitricum D 6, 2 × täglich
5 Tropfen (über lange Zeit).

Schwäche, Magenbeschwerden.
Lycopodium D 12, 2 × täglich
5 Tropfen.

Zusätzliche Maßnahmen

- Verbesserung der Mundflora
  durch Zahnpflege mit biologischen
  Zahnpasten.
- Unterstützung des Allgemeinzustandes durch blutbildende Säfte.
- Vitamingaben.

Fersenschmerz

Fersenschmerz ist ein lästiger Schmerz beim Auftreten, meist an einer Ferse. Ursache: Fersensporn, Knochenhautreizung. Behandlung oft sehr schwierig; Homöopathie kann eingesetzt werden.

Wann soll man zum Arzt?

Wenn der Schmerz nach einigen Wochen immer mehr zunimmt.

Homöopathische Behandlung

Fersenschmerz durch Fersensporn.
Hekla lava D 6, 2 × täglich 1
Tablette.
Bewährt bei Knochenauswüchsen.

Durchblutungsbedingter Fersenschmerz. Kälte der Ferse, nächtlicher
Schmerz.
Aranea ixobola D 6, 2 × täglich
5 Tropfen.

Durchblutungsstörung der Arterie.
Je mehr Belastung, desto mehr
Schmerz.
Secale D 6, 2 × täglich 5 Tropfen.

Zusätzliche Maßnahmen

- Nächtliche Dunstwickel zur Behandlung der Entzündung:
  Feuchtwarmer Wickel um den
  ganzen Fuß; als Abschluß Plastiksack, der über dem Knöchel zugezogen wird.
- Einlagesohle aus Schaumgummi,
  der schmerzende Bezirk wird ausgestanzt, dadurch keine Belastung der schmerzenden Stelle.
- Fünfmal am Tag Schuhwechsel
  mit verschiedenen Absatzhöhen.

Fettsucht (Adipositas), Übergewicht

Übermäßige Nahrungsaufnahme oder auch Drüsenstörungen führen zu Fettansatz. Vorübergehender Fettansatz ist einer Behandlung gut zugänglich, bei Kindern wie bei Erwachsenen. Fettansatz durch psychische Probleme oder seelische Schwierigkeiten wird durch Anschluß an eine Gruppe (Weightwatchers) gebessert. Eine homöopathische Behandlung kann versucht werden.

Homöopathische Behandlung

Der mißgelaunte Vielfraß. Ißt alles durcheinander. Störrisch.
Antimonium crudum D 6,
2 × täglich 1 Tablette.

Unterfunktion der Schilddrüse. Verlangsamt, blaß, geschwollen.
Spongia D 4, 3 × täglich 1
Tablette.

Phlegmatisches Kind, Spätentwickler. Friert, kalte Hand- und Fußschweiße.
Calcium carbonicum D 6,
2 × täglich 1 Tablette.

Zusätzliche Maßnahmen

– Fasten hilft wenig, wenn das Motiv weiter besteht.
– Von Appetitzüglern ist abzuraten.
– Langfristige Diätbehandlung und psychische Führung sind angebracht.
– Regulierung von Stuhlgang und Menses.

Fieber siehe auch → Erkältung, Grippe

Fieber ist eine Temperaturerhöhung als kraftvolle Maßnahme des Körpers, um mit Infektionen u. a. fertigzuwerden. Nicht unterdrücken! Meist zeigt sich bald die Ursache.
Mäßiges Fieber: 38–38,5°; beträchtliches Fieber: 38,5–39°;
hohes Fieber: 39–40,5°; darüber: sehr hohes Fieber.

Wann soll man zum Arzt?

Wenn das Fieber länger als zwei bis drei Tage anhält und die Ursache nicht erkennbar ist.

Homöopathische Behandlung

Anfangsmittel.
Hohes Fieber, Schüttelfrost, plötzlicher Beginn; Körper heiß und trocken.
Aconit D 6, 5 × täglich 5 Tropfen.
Wirkt schnell oder gar nicht.
Plötzlicher Beginn, heißer Kopf, kalte Füße; Körper heiß und feucht.
Belladonna D 6, 5 × täglich
5 Tropfen.

Fieber ohne Befindensstörung. Der Kranke fühlt sich recht wohl und will aufstehen.
Ferrum phosphoricum D 12,
3 × täglich 1 Tablette.

Abwehrsteigerung. Die körpereigene Abwehr wird kräftig angeregt.
Galinsoga D 4, 5 × täglich
5 Tropfen.

Zusätzliche Maßnahmen

– Wadenwickel, um die Hitze nach unten zu ziehen (besonders nachts).

– Teilwaschungen: In halbstündigem Wechsel Oberkörper und Unterkörper waschen, bis kräftiger Schweißausbruch erfolgt.
– Kühles Wasser verwenden.

Flechte → Ekzem → Allergie

Frostschäden, Frostbeulen

Durch Kälteeinwirkung entstehen bei kälteempfindlichen Personen Gefäßschädigungen, rote oder bläuliche, teigige Hautschwellungen an Beinen, Fingern, Zehen, Nase oder Ohren. Homöopathische Behandlung ist aussichtsreich als vorbeugende Schutzbehandlung im Hinblick auf folgende Kälteperioden.

Wann soll man zum Arzt?

In Sonderfällen, wenn die Behandlung nicht anschlägt.

Homöopathische Behandlung

Frostbeulen bei mageren Menschen. Die Behandlung wird zweckmäßig im Herbst begonnen und den Winter über durchgeführt.
Abrotanum D4, 3 × täglich 5 Tropfen.

Frostbeulen bei dicken Menschen. Behandlung im Herbst beginnen und den Winter über durchführen.
Graphites D6, 2 × täglich 1 Tablette.

Zusätzliche Maßnahmen

– Bei Patienten, die Abrotanum D4 bekommen, wird die Abrotanum-Salbe der DHU regelmäßig morgens und abends dünn aufgetragen.
– Bei Patienten, die Graphites D6 bekommen, wird die Graphites-Salbe der DHU regelmäßig morgens und abends auf die erfrorenen Stellen aufgetragen.
– Einreiben von Echinacea-Salbe.

Furunkel siehe auch → Abszeß

Ein Furunkel ist eine örtliche, von einer infizierten Haarwurzel ausgehende Eiterung, vielfach durch Staphylokokken (Bakterien) hervorgerufen. Meist sind die Ursachen innerlich zu suchen (herabgesetzte Widerstandskraft). Bei der Ausheilung kommt es zur Einschmelzung und Eiterentleerung.

Wann soll man zum Arzt?

Wenn sich eine Lymphgefäßentzündung (rote Streifen) zeigt; wenn Drüsenschwellungen oder Fieber auftreten.

Homöopathische Behandlung

Beginnende Furunkelbildung mit Entzündung.
Belladonna D12, zweistündlich 5 Tropfen.

Versuch, den Furunkel zur Auflösung zu bringen.
Hepar sulfuris D12, zweistündlich 5 Tropfen.

Förderung des Eiterdurchbruchs.
Hepar sulfuris D4, zweistündlich 1 Tablette.
Myristica sebifera D4, zweistündlich 5 Tropfen (»homöopathisches Messer«).

Reinigung und Ausheilung des Furunkels.
Silicea D6, 4 × täglich 1 Tablette.

Schwache Abwehrkraft, schwache Personen.
Echinacea D4, 5 × täglich 20 Tropfen in Wasser.

Zusätzliche Maßnahmen

– Zur Rückbildung oder abendlichen Beruhigung: Quark- bzw. Heilerdeauflagen.
– Zur Förderung der Einschmelzung tagsüber: warme Kartoffelauflagen.

Fußpilz

Auf geschädigter, abwehrschwacher Haut entwickelt sich im feuchtwarmen Milieu eine Pilzerkrankung; auch Ansteckung im Bad oder Schwimmbad. Was über den Fußpilz gesagt wird, gilt sinngemäß allgemein für Pilzerkrankungen.

Wann soll man zum Arzt?

Wenn Entzündung, Juckreiz oder Ausbreitung des Fußpilzes zunehmen. Die homöopathische Nachbehandlung (s. unten) ist wichtig.

Homöopathische Behandlung

Hauptmittel. Eventuell sind auch andere Körperteile befallen.
Borax D3, 3 × täglich 5 Tropfen.

Übelriechender Schweiß; dicke Personen.
Graphites D6, 2 × täglich 1 Tablette.

Wärme und Sommer verschlimmern.
Acidum fluoricum D6, 3 × täglich 5 Tropfen.

Kälte und Winter verschlimmern.
Silicea D6, 3 × täglich 1 Tablette.

Neigung zu Rückfällen. Konstitution über lange Zeit behandeln:
Silicea D6, abends 1 Tablette bei kälteempfindlichen Menschen.
Acidum fluoricum D6, abends 7 Tropfen bei wärmeempfindlichen Menschen.

Zusätzliche Maßnahmen

– Lauwarme Fußbäder (20 Minuten) mit Zusatz von Eichenrindeextrakt. Zehenzwischenräume stets gut abtrocknen.
– Fußpilz mit starker feuchter Absonderung mit feuchten Umschlägen über Nacht behandeln. Plastikbeutel darüberziehen.
– Trocknung des Fußpilzes anstreben. Behandlung mit Kinderpuder.
– Täglicher Wechsel von Schuhen und Strümpfen.
– Strümpfe aus synthetischen Fasern vermeiden. Baumwollstrümpfe kochen. Selbstinfektion vermeiden.
– Barfuß gehen, offene Schuhe tragen.
– Wanderungen im Sand, wenn möglich am Meer.
– Nach Abheilung des Fußpilzes die Haut kräftigen durch abendliches Einmassieren eines guten Johanniskraut- oder Kampferöles.

Fußschweiß

Fußschweiß ist eine unangenehme, aber natürliche Ausscheidung des Körpers.

Wann soll man zum Arzt?

Selten notwendig, nur bei Reizung oder Schädigung der Haut. Manchmal hängt der Fußschweiß mit der Entwicklung während der Pubertät zusammen.

Homöopathische Behandlung

Hauptmittel.
Calcium fluoratum D 6, morgens und abends 1 Tablette. Wirkt langsam, über lange Zeit nehmen.

Kalte, feuchte »Froschfüße« (und »Froschhände«).
Calcium carbonicum D 6, 2 × täglich 1 Tablette.

Warme, feuchte Füße.
Belladonna D 12, 2 × täglich 5 Tropfen.

Füße kalt, oft nachts im Bett heiß; Fußsohlen brennen.
Sulfur D 6, 2 × täglich 1 Tablette.

Stinkender Fußschweiß.
Silicea D 6, 2 × täglich 1 Tablette.

Warmer Fußschweiß mit starkem Jucken.
Sulfur D 6, 2 × täglich 1 Tablette.

Zusätzliche Maßnahmen

– Regelmäßige Reinigung der Füße mit lauwarmem Wasser. Kalte Waschungen können den Fußschweiß auf unnatürliche Weise vertreiben.
– Bei starkem Fußschweiß lauwarme Fußbäder mit Eichenrindezusatz. In hartnäckigen Fällen homöopathischen Arzt zwecks konstitutioneller Behandlung aufsuchen.
– Keine schweißhemmenden Sprays verwenden. Einfacher Puder schadet nicht.
– Nach dem Abtrocknen mit Johanniskraut- oder Kampferöl einreiben.
– Natürliches Baumwollgewebe zum Aufsaugen des Schweißes verwenden. Häufiges Waschen (Kochen) wegen Gefahr der Pilzinfektion.

Gallenblasenentzündung

Die Gallenblase als Vorratsbehälter für die Galle kann gestaut sein, sich akut oder chronisch entzünden und Eiter enthalten.

Wann soll man zum Arzt?

Wenn die Schmerzen heftig werden, Fieber entsteht und die u. g. Medikamente keinen Erfolg haben.

Homöopathische Behandlung

Akute Entzündung.
Berührungsempfindliche Stelle im rechten Oberbauch; der Patient will sich strecken; pulsierender, akuter Schmerz.
Belladonna D 6, alle 2 Stunden 5 Tropfen.
Der Schmerz entsteht unter dem rechten Rippenbogen und strahlt horizontal entlang dem Rippenbogen zum Rücken aus; Stuhlverstopfung, der Darm ist gebläht.
Carduus marianus D 4, alle 2 Stunden 5 Tropfen.

Der Schmerz entsteht unter dem rechten Rippenbogen, strahlt senkrecht zum Schulterblatt und in den aufsteigenden Dickdarm aus; der Stuhl ist durchfällig.

Chelidonium D4, alle 2 Stunden 5 Tropfen.

Weniger heftig verlaufende und chronische Entzündung.
Der Patient ist hinfällig, schwach, appetitlos und hat Schmerzen in Leber und Galle.

Hydrastis D4, alle 2 Stunden 5 Tropfen.

Der Patient ist ärgerlich, gereizt und hat heftige Schmerzen, die sich bei jeder Bewegung verschlimmern.

Bryonia D6, alle 2 Stunden 5 Tropfen.

Schmerzen nach Gallenblasenoperation. Stuhl meist durchfällig. Bewährtes Mittel.

Leptandra D4, 5 × täglich 5 Tropfen.

Zusätzliche Maßnahmen

- Richtige Lagerung (über Klubsessellehne).
- Bei Neigung zum Zusammenkrümmen: Mit der Bauchseite auf den Klubsessel.
- Bei Neigung zum Hintüberstrekken: Mit der Rückenseite auf den Klubsessel.
- Heiße Auflagen auf die Gallenblasengegend, am besten aus frischgepflückten Löwenzahnblättern; auch mit gekochten, in einem Leinensäckchen zerquetschten Kartoffeln oder in einem Säckchen gebrühten Leinsamen. Hydrastis-Tinktur, 20 Tropfen auf den heißen Wickel, hat sich ebenfalls bewährt.

- Mit den heißen Auflagen bis an die Grenze des Erträglichen gehen.
- Eventuell Entlastung durch Einlauf.
- Fasten; dabei bittere Tees trinken (Wermut, Salbei, Tausendgüldenkraut).

Gallenkolik, Gallensteine

siehe auch → Lebererkrankungen

In der Gallenblase können sich aus verschiedenen, in der Galle vorhandenen Substanzen weichere oder härtere Steine bilden. Am gefährlichsten sind die kleinen Steine, die in die Gallengänge eintreten und schmerzhafte Stauungen (Koliken) verursachen. Die Steine lassen sich heute durch Ultraschall zertrümmern. Kleine Steine können auch durch Ölkuren abgehen (nur für starke Nerven!).

Wann soll man zum Arzt?

Wenn die Koliken nach 1–2 Stunden nicht aufhören; wenn Fieber eintritt, eine Gelbfärbung der Haut zu beobachten ist und der Patient sich ernstlich krank fühlt.

Homöopathische Behandlung

Bewährte Behandlung bei Gallenkolik.
Carduus marianus D4 im Wechsel mit *Hydrastis D4,* alle 7 Minuten 5 Tropfen auf die Zunge tropfen (weil häufig Erbrechen besteht).

Gallenkolik mit Neigung zum Zusammenkrümmen.
Colocynthis D3, alle 10 Minuten 5 Tropfen auf die Zunge.

**Gallenkolik mit Neigung zum Über-
strecken.**
Belladonna D 6, alle 7 Minuten
5 Tropfen auf die Zunge.

**Auflösung und Abtreibung von
Gallensteinen.** Versuche dazu sollten
in ruhigen Phasen unternommen
werden.

Zur Beruhigung nach einer Kolik.
Wärmeempfindlicher, verstopfter, reiz-
barer Mensch.
Lycopodium D 6, morgens und
abends 1 Tablette.
Magerer, frostiger Mensch mit rheumatischen Beschwerden.
Berberis D 3, 2 × täglich
10 Tropfen.

Zusätzliche Maßnahmen

– Für guten Stuhlgang durch Gal-
  lentees sorgen.
– Erhitzte Fette vermeiden.
– Steinfrüchte nur in gekochtem
  Zustand essen.
– Das reizbare Temperament zu be-
  sänftigen versuchen. Sich nicht
  über alles ärgern.

Gastritis → Magenschleim-
hautentzündung

Gedächtnisschwäche

Der Ausfall von Erinnerungsbildern
kann viele Ursachen haben, z. B. Nervosität, Nervenschwäche, Konzentra-
tionsmangel, Erschöpfung, Durchblutungsstörungen des Gehirns usw. Eine
homöopathische Behandlung kann
versucht werden.

Homöopathische Behandlung

**Zappelphilipp, überanstrengtes
Gehirn.** Auch für Schüler und Studenten, die sehr viel in ihr Gehirn aufneh-
men müssen.»Studentenfutter«.
Agaricus D 12, 2 × täglich
7 Tropfen.

Träge, dabei mundfaule Schüler.
Das Kind muß zu allem geschoben und
motiviert werden.
Acidum phosphoricum D 12,
morgens und abends 7 Tropfen.

Schwache Begabung. Durch man-
gelnde Begabung oder Gehirnstörung
ist das Kind den schulischen Anforde-
rungen nicht recht gewachsen.
Helleborus D 12, 2 × täglich
7 Tropfen.

Schlafmangelfolgen. Durch schlech-
ten Schlaf, zuviel Fernsehen oder Unruhe in der Umgebung ist das Nervensystem erschöpft.
Cocculus D 4, morgens und abends
7 Tropfen.

Rekonvaleszenz. Der Patient kann
sich nach einer Krankheit schlecht erholen. Seine Gehirnleistung ist
schlecht.
China D 4, 2 × täglich 7 Tropfen.

Zusätzliche Maßnahmen

– Vernünftiger Wechsel zwischen
  Tätigkeit in frischer Luft und Ge-
  hirnanstrengung.
– Fernsehen einschränken.
– Ausreichende, aber nicht zu üppi-
  ge Ernährung.
– Nicht schelten oder strafen, son-
  dern belohnen.
– Im Notfall einen homöopathischen
  oder Nervenarzt aufsuchen.

Gehirnerschütterung, Kopfverletzung siehe auch → Wunden

Bei einer Schädelverletzung durch Sturz oder Stoß wird das empfindliche Zentralnervensystem geschädigt. Es entstehen Brechreiz und Kopfschmerz. Für die Zeit kurz vor dem Unfallereignis besteht vielfach eine Erinnerungslücke.

Wann soll man zum Arzt?

Sobald wie möglich, damit schwerere Schäden nicht übersehen werden.

Homöopathische Behandlung

Stumpfe, heftige Verletzung. Prellungen und Platzwunden am Kopf mit Gewebsdefekt.
Arnica D 4, 5 × täglich 5 Tropfen auf die Zunge.

Nervenverletzung. Die Nervenreizung steht im Vordergrund, Funktionsfolgen.
Hypericum D 4, 5 × täglich 5 Tropfen.

Knochenschädigung. Bei Unfällen hat eine Knochenprellung oder auch eine Absplitterung des Knochens stattgefunden.
Symphytum D 4, 5 × täglich 5 Tropfen.

Stichverletzung. Verletzung der Kopfschwarte durch spitze Gegenstände.
Ledum D 4, 5 × täglich 5 Tropfen.

Alte Gehirnerschütterungsfolgen. Alte Kopfschmerzen oder andere Schäden nach Gehirnerschütterung können oft noch auskuriert werden. Das Mittel muß lange eingenommen werden.

Kein Mittel für frische Fälle!
Natrium sulfuricum D 6, morgens und abends 1 Tablette lutschen.

Zusätzliche Maßnahmen

– Bei Gehirnerschütterung mit Brechreiz oder Erbrechen, mit Gedächtnislücken oder anderen, schwereren Beschwerden ist eine mehrwöchige Bettruhe dringend zu empfehlen, um Folgen zu vermeiden.
– Leichte Ernährung, keine Nervenreize. Ruhe und Stille.

Gelbsucht siehe auch → Gallenkolik

Die Gelbfärbung der Haut bei Gelbsucht ist bedingt durch eine Abflußstörung der Leber, sei es durch Entzündung und Schwellung, sei es durch Stauung im Zusammenhang mit Gallensteinen. Hier wird die entzündliche Gelbsucht besprochen. Gelbsucht durch Stauung im Gallengang bedarf meist ärztlicher Behandlung. Bei infektiöser Gelbsucht kann ein Versuch mit der Homöopathie gemacht werden.

Wann soll man zum Arzt?

Wenn die Gelbsucht zunimmt, die Ursache nicht bekannt ist und Schmerzen auftreten.

Homöopathische Behandlung

Akute Störung.
Rundliche, gutmütige, verstopfte Patienten. Der Schmerz strahlt waagerecht in den Rücken aus. Häufige Ursache ist eine Ernährungsstörung.
Carduus marianus D 2, 5 × täglich 5 Tropfen.

Schlanke, erschöpfte Patienten mit
Neigung zu Durchfall.
> *Taraxacum D4,* 5 × täglich
> 5 Tropfen.

Hauptmittel bei schmerzloser Gelbsucht während der Zeit, in der die
Krankheitsursache unbekannt ist.
> *Phosphorus D12,* 3 × täglich
> 5 Tropfen.

Chronische Erkrankung.
Schmerzen, manchmal auch Steine,
durchfälliger Stuhl.
> *Chelidonium D3,* 5 × täglich
> 5 Tropfen; starke Anregung der
> Lebertätigkeit, paßt daher nicht
> für frische Fälle.

Blähung, Schweißneigung, Erschöpfung, Appetitlosigkeit.
> *China D4,* 3 × täglich 7 Tropfen.

Hauptmittel bei Schwäche, Erschöpfung, Appetitlosigkeit, auch über die
Gelbsucht hinaus.
> *Chininum arsenicosum D4,*
> 3 × täglich 7 Tropfen.

Versuch bei Lebermetastasen mit
Stauung der Leber und Gelbsucht.
> *Carduus marianus D4,*
> 5 × täglich 5 Tropfen.

Zusätzliche Maßnahmen

– Für guten Stuhlgang sorgen.
– Kleine, leichte Mahlzeiten.
– Feuchtwarme Auflagen auf die
  Lebergegend.
– Sorgfältiges Auskurieren, bis die
  Gelbsucht vollständig ver-
  schwunden ist.

Gelenkentzündung, chronisch (chronische Polyarthritis), Gelenkrheuma siehe auch → Ischias

Die chronische Gelenkentzündung ist
eine langsam verlaufende Entzündung
eines oder mehrerer Gelenke, wobei
die betroffenen Stellen wechseln können. Versteifung ist möglich.

Wann soll man zum Arzt?

Sobald Fieber auftritt, die Krankheit
fortschreitet, mehrere Gelenke ergrif-
fen sind und die Schmerzen stark
werden.

Homöopathische Behandlung

Überanstrengung, Übermüdung.
Wie zerschlagen, muß sich aber bewegen. Neigung zu Blutergüssen.
> *Arnica D4,* 5 × täglich 5 Tropfen.

Folge von Erkältung. Ärgerliches
Temperament, großer Durst. Besse-
rung durch Liegen auf den kranken
Gelenken.
> *Bryonia D4,* 3 × täglich 5 Tropfen.

Folge von Nässe und Kälte. Gelenke
fühlen sich kalt an.
> *Dulcamara D4,* 5 × täglich
> 5 Tropfen.

Wettereinfluß.
Spürt das Wetter voraus; Verschlimmerung nachts; Besserung durch Bewegung.
> *Rhododendron D4,* 5 × täglich
> 5 Tropfen.

Folgen von Überanstrengung und Erkältung, Bewegungsneigung, Wärme-
besserung, nächtliche Verschlimmerung. Spürt den Eintritt der Wetterän-
derung.

Rhus toxicodendron D 4,
5 × täglich 5 Tropfen.
Spürt das Wetter voraus. Spürt Nässe
und Kälte voraus.
Formica D 6, 4 × täglich
5 Tropfen.

Zusätzliche Maßnahmen

– Bei chronischem Gelenkrheuma
  chemische Mittel möglichst ver-
  meiden (Nebenwirkungen) und
  auf Naturmittel umsteigen.
– Bäderbehandlung in den ruhigen
  Phasen, nicht in den akuten.
– Fleischlose Kost.
– Suche nach Eiterherden, speziell
  Zahnherden.

Gelenkrheuma, akut (Arthritis) siehe auch → Ischias

Gelenkrheuma ist eine heftig verlau-
fende Entzündung eines oder mehrerer
Gelenke mit Schwellung, Rötung und
Schmerzen.

Wann soll man zum Arzt?

Sobald Fieber auftritt, die Krankheit
fortschreitet, mehrere Gelenke ergrif-
fen sind und die Schmerzen stark
werden.

Homöopathische Behandlung

Akute Erkrankung.
Unruhe, Angst; Verschlimmerung
durch kalten Wind.
Aconit D 12, 4 × täglich 5 Tropfen.
Hitze, Schweiß; heftige, plötzliche
Schmerzen.
Belladonna D 12, 4 × täglich
5 Tropfen.

Schmerzen stechend-brennend; Kälte
bessert. Erhebliche Gelenkschwellung.
Apis D 4, 5 × täglich 5 Tropfen.

**Halsentzündung (Angina) mit
nachfolgenden Gelenkschmerzen.**
Immunschwäche. Schmerzen strahlen
entlang der Nerven aus.
Phytolacca D 4, 3 × täglich
5 Tropfen.

Bewegung verschlimmert.
Der Patient ist heiß. Er hat Angst und
ist unruhig.
Aconit D 12, 4 × täglich 5 Tropfen.
Der Patient ist heiß, feucht, unruhig.
Belladonna D 12, 4 × täglich
5 Tropfen.
Schmerzen wie Messerstiche.
Bryonia D 4, 5 × täglich
5 Tropfen.

Bewegung bessert.
Unruhe; Kältebesserung. Stechende
Schmerzen.
Apis D 4, 5 × täglich 5 Tropfen.
Unruhe, Bewegungsdrang, nächtliche
Verschlimmerung.
Rhus toxicodendron D 12,
5 × täglich 5 Tropfen.
Kleine Gelenke, Schwellung, langsame
Bewegung bessert.
Harpagophytum D 4, 3 × täglich
5 Tropfen.

Wärme bessert.
Heftige Schmerzen der kleinen Ge-
lenke.
Harpagophytum D 4, 3 × täglich
5 Tropfen.
Stechende Schmerzen, Bewegung ver-
schlimmert. Lokale Wärme bessert,
Zimmerwärme unangenehm.
Bryonia D 4, 5 × täglich Tropfen.
Kälte verschlechtert, besonders feuch-
te Kälte.
Dulcamara D 4, 5 × täglich
5 Tropfen.

Wärme verschlechtert.
Stechende Schmerzen, Unruhe mit Bewegungsdrang.
> *Apis D4*, 5 × täglich 5 Tropfen.

Übergang ins chronische Stadium.
Wärme schwer erträglich.
> *Sulfur D6*, 2 × täglich 1 Tablette.

Zusätzliche Maßnahmen

- Entschlackende Kost, eventuell
  Fastenbehandlung. Stuhlregulie-
  rung.
- Ernährung mit frisch gepreßten
  Säften.
- Umschläge mit Buttermilch, je
  nach Verlangen kalt oder warm.
- Bei heftiger, heißer Entzündung
  Quarkumschläge oder angerührte
  Heilerdeumschläge (kühl).

Gerstenkorn (Hordeolum)

Ein Gerstenkorn ist eine akute, auch
zum Rückfall neigende Entzündung
einer Haarbalgdrüse der Augenwim-
pern.

Wann soll man zum Arzt?

Wenn sich die Eiterung ausbreitet.

Homöopathische Behandlung

Bewährtes Mittel, geeignet zur Rückbildung der Entzündung, paßt auch
beim rückfälligen Gerstenkorn:
> *Staphisagria D6*, 4 × täglich
> 5 Tropfen.

Wenn sich ein Eiterköpfchen auf der
Innenseite des Lids zeigt und der
Durchbruch des Eiters angestrebt
wird.
> *Hepar sulfuris D4*, 4 × täglich
> 1 Tablette.

Bewährt bei rückfälligen Gerstenkör-
nern und schlechter Abwehr der Au-
genschleimhaut (über längere Zeit einnehmen).
> *Calcium fluoratum D6*,
> 2 × täglich 1 Tablette.

Zusätzliche Maßnahmen

- Diese sind meist nicht erforderlich.
- Auge durch Zubinden schützen.
- Bei heftiger Entzündung für etwa
  eine Stunde Quarkauflage auf das
  geschlossene Auge.

Gesichtsrose (Erysipel)

Unter Gesichtsrose versteht man eine
auf dem Lymphweg entstandene, umschriebene, rote Entzündung im Ge-
sichtsbereich. Sie wird von Bakterien
verursacht und ist oft von hohem Fieber begleitet.

Wann soll man zum Arzt?

Wenn die Krankheit nicht weicht;
wenn sich die Entzündung (rote Flek-
ken oder Streifen) ausbreitet; wenn
das Fieber über 39° steigt.

Homöopathische Behandlung

Akute Gesichtsrose.
Umschriebene Schwellung, weiß-röt-
lich, sehr berührungsempfindlich; stechende Schmerzen, hohes Fieber.
> *Apis D4*, 5 × täglich 5 Tropfen.

Rote, akute Entzündung, scharf um-
schrieben, hohes Fieber.
> *Belladonna D12*, 5 × täglich
> 5 Tropfen.

Die beiden Mittel können eventuell
auch stündlich im Wechsel gegeben
werden.

Blaurote Verfärbung der Gesichtsrose.
Hier ist die Grenze der Selbstbehandlung zu beachten!
Lachesis D 12, alle 2 Stunden
5 Tropfen.

Rückfällige Gesichtsrose.
Auch in den Zwischenräumen der Erkrankung geben. Paßt auch nach häufig wiederholter Antibiotikabehand-
lung bei Neigung zu Rückfällen.
Graphites D 12, 2 × täglich
5 Tropfen.

Zusätzliche Maßnahmen

– Hitzeentziehende Auflagen mit
  Quark oder angerührter Heilerde.
– Fasten oder Entschlackungsbe-
  handlung.

Gesichtsschmerz

Gesichtsschmerz wird durch eine heftige Neuralgie im Bereich des Trigemi-
nusnervs – meist einseitig – ausgelöst.
Das Leiden ist hartnäckig.

Wann soll man zum Arzt?

Wenn die Erkrankung nicht schnell
weicht. Häufig führt die Behandlung
zu keinem befriedigenden Ergebnis.
Dann kann ein Versuch mit der Homöopathie gemacht werden.

Homöopathische Behandlung

**Ausgelöst durch Erkältung, Luft-
zug (offenes Wagenfenster).**
Aconit D 12, 5 × täglich 5 Tropfen.

**Kälteempfindlichkeit. Heftige,
klopfende Schmerzen.**
Belladonna D 12, 5 × täglich
5 Tropfen.

**Möchte gern die warme Hand kräf-
tig gegen die Schmerzstelle
drücken.**
Colocynthis D 4, 5 × täglich
5 Tropfen.

**Der Gesichtsschmerz tritt mit Vor-
liebe zur selben Stunde auf.**
Cedron D 4, 5 × täglich 5 Tropfen.

**Die kleinste Bewegung, wie Spre-
chen oder Kauen, kann den Gesichtsschmerz auslösen.**
Bryonia D 12, 4 × täglich
5 Tropfen.

Zusätzliche Maßnahmen

– Nervenentspannung durch Auto-
  genes Training oder Yoga.
– Einreiben der betroffenen Partie
  mit Aconit-Nervenöl.
– Akupunktur kann versucht
  werden.

Gicht

Gicht ist eine Störung des Harnsäure-
stoffwechsels, die anfallsweise zu
schmerzhaften, akuten Rötungen und
Schwellungen führt (häufig über dem
großen Zehengelenk).

Wann soll man zum Arzt?

Wenn man mit den Gichtanfällen nicht
fertig wird oder sich diese wiederholen.

Homöopathische Behandlung

Akuter Anfall, Wärme bessert.
Berührungsempfindlich, rot, klopfender, heftiger Schmerz.
Belladonna D 12, stündlich
5 Tropfen.

Wärmebedürftiger Gichtanfall mit
übelriechendem, dunklem Harn.
Acidum benzoicum D3,
5 × täglich 5 Tropfen.

Akuter Anfall, Kälte bessert.
Hält die betroffenen Gelenke unter
fließendes kaltes Wasser.
Ledum D3, 5 × täglich 5 Tropfen.
Gicht, kombiniert mit Nierenstörung,
eventuell Nierensteinchen.
Berberis D3, 5 × täglich
5 Tropfen.

Akuter, plötzlicher Gichtanfall.
Heiß, trocken, rot; Unruhe, Angst.
Aconit D12, alle halbe Stunde
5 Tropfen.
Stechende Schmerzen, die kleinste Be-
wegung tut sehr weh.
Bryonia D4, stündlich 5 Tropfen.

**Harnsäureerhöhung im Blut, chro-
nische Neigung zu Gichtanfällen.**
Kälteempfindlich, rheumatisch,
Durchfallneigung. Mittel über lange
Zeit geben.
Colchicum D6, 2 × täglich
7 Tropfen.

Zusätzliche Maßnahmen

– Je nach Verträglichkeit feucht-
  warme Auflagen, auch Quark-
  oder angerührte Heilerde-Auflagen auf die betroffenen Stellen.
– Fleisch, besonders Innereien, Kaffee und Alkohol vermeiden.

Grauer Star (Katarakt)

Eine Trübung der Linse des Auges
wird stoffwechselbedingt teils durch
Alter, teils durch Stoffwechselkrank-
heiten (Zuckerkrankheit) ausgelöst.

Wann soll man zum Arzt?

Starkrankheit macht sich durch trübes
Sehen bemerkbar. Man kann sie durch
Naturmittel aufhalten. Bei stärkeren
Trübungen ist Arztbesuch, eventuell
Operation erforderlich.

Homöopathische Behandlung

Im Zusammenhang mit der notwendi-
gen Durchsichtigkeit besitzt die Linse
des Auges einen Lymphstoffwechsel.
Daher rühren langsame Ernährungs-
verhältnisse (bradytropher Stoffwechsel). Die Starbehandlung muß nach einem bewährten Schema über Jahre
fortgeführt werden.

Schema der vier Starmittel.
Calcium fluoratum D6, morgens
1 Tablette lutschen. 17 Tage lang.
Calcium fluoratum D12, morgens
1 Tablette lutschen. 17 Tage lang.
Magnesium fluoratum D12,
morgens 1 Tablette lutschen.
17 Tage lang.
Magnesium carbonicum D8,
morgens 10 Tropfen. 28 Tage
lang.
Dann wieder von vorn.

Anmerkung: Die merkwürdigen Zah-
len entsprechen der sogenannten Wa-
terloo-Kur, einer alten, bewährten Behandlung, die hier genau übernommen
wurde.

Zusätzliche Maßnahmen

– Vollwertkost, soweit der alte Magen sie verträgt.
– Bevorzugung von frisch gepreßtem Möhrensaft (Vitamin A); sogenannter Seniorentrunk (nicht
  mehr als ein Glas täglich).
– Gute frische Butter, in der ebenfalls reichlich Vitamin A enthalten ist.

Grind (Impetigo)

Grind ist eine ansteckende Hauterkrankung mit gelben Borken, vorwiegend um den Mund herum. Am häufigsten bei Kindern, aber auch bei Erwachsenen. Ursache: Eitererreger.

Wann soll man zum Arzt?

Wenn man mit den Borken nicht fertig wird und immer neue erscheinen.

Homöopathische Behandlung

Erstes Hauptmittel. Die Erkrankung kann auch durch Sonnenbestrahlung (Skifahren) hervorgerufen sein.
Antimon D 6, 3 × täglich 1 Tablette.

Zweites Hauptmittel bei allgemeiner Milchschorf- oder Ekzemneigung.
Sulfur D 6, 3 × täglich 1 Tablette.
Wenn die obigen Mittel versagen.
Mercurius solubilis D 12, 2 × täglich 7 Tropfen; nicht zu lange geben.
Wenn sich unter den Borken Eiter ansammelt.
Hepar sulfuris D 4, 4 × täglich 1 Tablette.
Wenn an den Borken heftiger Juckreiz besteht.
Mezereum D 4, 5 × täglich 5 Tropfen.

Zusätzliche Maßnahmen

– Äußerste Hygiene, um einer Übertragung vorzubeugen (Papierhandtücher).
– Borken vorsichtig mit Wattebausch und warmem Kamillentee oder Wasserstofflösung ablösen. Nicht abreißen, Haut nicht verletzen.
– Den Wundgrund mit Echinacinsalbe behandeln.

Grippe (akuter Virusinfekt)

Grippe ist eine heftige, oft recht ansteckende Erkrankung in der kalten Jahreszeit, meist durch einen Virus hervorgerufen. Sie äußert sich in fieberhaften Kopf- und Gliederschmerzen, Husten, Schnupfen, Halsschmerzen und einer Schleimhautentzündung in den Atemwegen.

Wann soll man zum Arzt?

Wenn Komplikationen eintreten oder das Fieber nicht weicht.

Homöopathische Behandlung

Kopfgrippe. Im Vordergrund steht der heftige Kopfschmerz mit Benommenheit und Fieber zwischen 38 und 39°.
Gelsemium D 4, 5 × täglich 5 Tropfen.

Halsgrippe. Im Vordergrund stehen Schluckschmerz oder Räuspern im Rachen, oft mit Trockenheit und Kratzgefühl.
Causticum D 4, 5 × täglich 5 Tropfen.

Brustgrippe. Im Vordergrund steht heftiger Husten, der so weh tut, daß die Brust gehalten werden muß. Alle Glieder schmerzen.
Eupatorium D 4, 5 × täglich 5 Tropfen.
Eupatorium D 4 kann vorbeugend bei noch nicht betroffenen Familienmitgliedern (2 × täglich 5 Tropfen) eingesetzt werden.

Darmgrippe. Neben Fieber bestehen heftige Durchfälle. Der Virus hat sich speziell im Darm lokalisiert.
Bryonia D 4, 5 × täglich 5 Tropfen.

Rheumatische Grippe. Im Vordergrund stehen rheumatische Schmerzen in Muskeln und Gelenken.
Rhus toxicodendron D 4,
5 × täglich 5 Tropfen.

Abwehrschwäche. Der Patient bekommt jeden Infekt (Schule) und verfügt über geringe Abwehrkräfte.
Galinsoga D 4, 5 × täglich
5 Tropfen.

Zusätzliche Maßnahmen

– Am späten Nachmittag ein ansteigendes Bad von 20 Minuten, wobei nur Nase und Mund über dem Wasser sind. Nachschwitzen im Bett mit honiggesüßtem Lindenblütentee.
– Gurgeln mit Salbeitee.
– Bei Halsbeschwerden angerührte Heilerdeumschläge auf die Drüsen im Kieferwinkel.
– Ernährung entlastend, am besten nur frisch gepreßte Säfte, halb mit Mineralwasser verdünnt.
– Für Darmentleerung sorgen.
– Bei Darmgrippe sind frisch geriebene Äpfel oder frisch geschlagene Bananen zu empfehlen.

Gürtelrose (Herpes zoster)

Gürtelrose ist ein Virusinfekt mit Bläschen, die sich gürtelartig auf der Haut entlang einem Nervenverlauf ausbreiten und manchmal zu Nachschmerzen führen.

Wann soll man zum Arzt?

Wenn die Schmerzen zu stark werden oder die Bläschen sich entzünden.

Homöopathische Behandlung

Akute Mittel für den heftigen Verlauf. Auch bei Bläschenausschlag (Herpes simplex) an Lippen, Genitalien, After.
Hauptmittel. Schmerzen vor allem nachts; Jucken.
Mezereum D 4, 5 × täglich
5 Tropfen.
Heftige Nervenschmerzen entlang dem betroffenen Nerv.
Ranunculus bulbosus D 4,
5 × täglich 5 Tropfen.
Die Bläschen nehmen überhand. Unruhe, nächtliche Verschlimmerung.
Rhus toxicodendron D 4,
5 × täglich 5 Tropfen.
Die Bläschen brennen stark. Der Patient ist wütend.
Cantharis D 4, 5 × täglich
5 Tropfen.

Chronische Nachschmerzen der Gürtelrose. Der Patient schreit vor Schmerzen, sie sind unerträglich. Diese Nachschmerzen sind schwer zu beeinflussen; sie kommen glücklicherweise selten vor.
Arsenicum album D 6, 3 × täglich
5 Tropfen.

Zusätzliche Maßnahmen

– Während der Bläschenphase im akuten Stadium auf Austrocknung der Bläschen ausgehen, etwa durch Puder oder durch eine trocknende Zinksalbe.
– Bei starkem Befall Wobe-Mugos: 3 × 3 oder 3 × 4 Dragées des Enzympräparats, das zur Aufsaugung der Entzündung führt.
– Feuchte Umschläge mit Kamille nur, wenn die Umgebung stark gerötet und entzündet ist.

Haarausfall

Durch giftige Stoffe (Krebsbehandlung) können die Haare ausfallen. Sie wachsen dann wieder nach. Erbliche Faktoren verursachen bei Männern, selten bei Frauen, den schwer zu beeinflussenden Haarausfall, der mit Stirnglatze beginnt. Aus unbekannten Gründen kann kreisförmiger Haarausfall auftreten. Nervenschwäche und Schilddrüsenstörungen können ebenfalls zu Haarausfall führen.

Wann soll man zum Arzt?

Wenn der Haarausfall fortschreitet.

Homöopathische Behandlung

Hauptmittel. Über lange Zeit einnehmen.
Thallium aceticum D 6,
3 × täglich 1 Tablette.

Kreisförmiger Haarausfall. Bewährtes Mittel, führt meist zum Erfolg.
Acidum fluoricum D 12,
2 × täglich 7 Tropfen.

Nervöser Haarausfall.
Paßt auch zu Nervenschwäche und Schilddrüsenstörungen.
Kalium phosphoricum D 6,
2 × täglich 1 Tablette.
Ängstliche, blasse, trübsinnige Menschen mit dünnem Haar.
Selenium D 6, 2 × täglich
1 Tablette.

Empfehlung bei Haarausfall. U. g. Mittel lange Zeit geben! Es handelt sich um einen Versuch. Nicht selten sind bei diesem Bild Kopfschmerzen und Haarausfall vergesellschaftet.
Natrium muriaticum D 6,
2 × täglich 1 Tablette.

Zusätzliche Maßnahmen

– Das Dünnwerden der Kopfhaut, glänzend und pergamentartig, sollte man, wenn möglich, verhindern durch Wechselduschen, kräftiges Massieren und Bürsten des Haarbodens, solange dies noch sinnvoll ist.
– Eine Zweitfrisur nur tragen, wenn sie erforderlich ist. Dem Kopf genug Luft lassen. Eventuell erholen sich die Haare wieder.
– Haarwässer haben meist nur eine begrenzte Wirksamkeit.

Halsentzündung (Angina)

siehe auch → Grippe

Eine Halsentzündung ist eine durch Bakterien bedingte Entzündung der Gaumenmandeln, eventuell hochfieberhaft, mit Beteiligung der Lymphdrüsen am Kieferwinkel. Bei manchen Kindern kommt dies immer wieder vor. Vom biologischen Standpunkt ist damit ein Ausscheidungsvorgang des Lymphsystems verknüpft. In der Pubertät kann dieser Vorgang auf den Blinddarm überspringen, der ebenfalls ein Lymphorgan ist.
Hier wird die homöopathische Entzündungsreihe dargestellt, die eventuell auch bei anderen Entzündungsarten angewandt werden kann (Reihenfolge der Mittel!).

Wann soll man zum Arzt?

Bei hohem Fieber. Wenn sich der Zustand des Patienten verschlimmert. Wenn die Schluckschmerzen unerträglich werden. Wenn eine Komplikation wie Mandelabszeß (Vergrößerung und Vorwölbung einer Mandel) auftritt.

Homöopathische Behandlung

Akute Entzündung ohne Eiter.
Plötzlicher Beginn. Der Rachen ist rot,
Schlucken sehr schmerzhaft. Der Patient schwitzt und hat hohes Fieber.
Belladonna D6, alle 2 Stunden
5 Tropfen auf die Zunge.

Ödem bzw. Schwellung kommt hinzu. Um die geschwollenen Mandeln
herum, auch am Zäpfchen, ist ein glasiges Ödem (wäßrige Schwellung) zu
sehen. Übergang auf
Apis D6, 5 × täglich 5 Tropfen.

Übergang zur Eiterung. Übler
Mundgeruch, belegte Zunge, Stippchen oder Eiterbeläge auf den Mandeln. Drüsenschwellung am Kieferwinkel.
Mercurius solubilis D6,
5 × täglich 1 Tablette.

Drohender Mandelabszeß (siehe
auch → Abszeß). Mittel zur Förderung
des Mandelabszeß-Durchbruchs. Ein
Besuch beim Arzt kann notwendig
werden.
Hepar sulfuris D6, 5 × täglich
1 Tablette.

**Vernarbte, chronisch entzündete
Gaumenmandeln.** Mittel lange Zeit
einnehmen. Manchmal gelingt die Reinigung und Wiederherstellung der
Mandeln.
Silicea D4, 3 × täglich 1 Tablette.

Immer wiederkehrende Mandelentzündung.
Bei schlanken, nervösen, mageren Patienten.
Calcium phosphoricum D6,
2 × täglich 1 Tablette.
Bei rundlichen, lymphatischen, trägen
Patienten.
Calcium carbonicum D6,
2 × täglich 1 Tablette.

Vergrößerte Gaumenmandeln. Die
Mandeln sind riesig, berühren sich
fast, sind aber nicht eigentlich entzündet.
Barium jodatum D6, 2 × täglich
1 Tablette. Lange Zeit einnehmen.

Zusätzliche Maßnahmen

– Mandeloperation möglichst lange
  hinausschieben oder vermeiden.
  Die Mandeln haben eine wichtige
  Funktion im Körper.
– Bei fieberhafter Halsentzündung
  Allgemeinbehandlung wie bei
  Grippe, mit Schwitzbad.
– Gurgeln (nicht mit chemischen
  Mitteln).
– Mundflora pflegen, biologische
  Zahnpasten verwenden.
– Die Mandeln werden groß bei vielem Milch- und Zuckergenuß.
– Bei Drüsenschwellungen Heilerde-Umschläge (angerührt) oder
  Quark-Umschläge.
– Wenn der Durchbruch des Mandelabszesses gefördert werden
  soll, heiße Auflagen mit gekochten Kartoffeln machen.

Hämorrhoiden

Hämorrhoiden sind krampfaderige Erweiterungen der abführenden Venen
von Mastdarm und After. Es gibt innere Hämorrhoiden im Afterkanal und
äußere Hämorrhoiden, kleinfingerkuppengroße und größere, juckende, blutende, schmerzende.

Wann soll man zum Arzt?

Bei eingeklemmten Hämorrhoiden, die
sehr schmerzen. Wenn die Erkrankung länger besteht. Wenn die Hä-

morrhoiden bei der homöopathischen Behandlung nicht weichen, kann Operation oder Verödung angezeigt sein.

Homöopathische Behandlung

Schmerz steht im Vordergrund. Der Schmerz ist manchmal durch einen Schleimhauteinriß (Rhagade) bedingt.
> *Acidum nitricum D 6*, 3 × täglich 5 Tropfen.

Dunkle Blutung, heftiger Schmerz.
> *Hamamelis D 4*, 3 × täglich 5 Tropfen.

Die Blutung steht im Vordergrund. Traubenförmige äußere Hämorrhoiden mit Blutung und Jucken.
> *Hamamelis D 4*, 3 × täglich 5 Tropfen.
> *Paeonia D 4*, 3 × täglich 5 Tropfen.

Blutung, speziell in der Schwangerschaft und bei Verstopfung.
> *Collinsonia D 2*, 3 × täglich 5 Tropfen.

Schleimhämorrhoiden. Der Schleim riecht sehr übel. Mittel lange Zeit einnehmen.
> *Hepar sulfuris D 6*, 2 × täglich 1 Tablette.

Routinemittel. Magere, gereizte Menschen, meist männliche Patienten.
> *Nux vomica D 4*, 2 × täglich 5 Tropfen.

Gestaute, dicke Menschen mit rotem Gesicht.
> *Sulfur D 4*, 2 × täglich 1 Tablette.

Zusätzliche Maßnahmen

- Viel Bewegung (Hämorrhoiden entstehen oft bei Bewegungsmangel!).
- Isometrische Übungen (rhythmisches Zusammenkneifen und Loslassen der Gesäßbacken im Sitzen).
- Stuhlregulierung durch die Nahrung.
- Kühle Eichenrinde-Sitzbäder.
- Nicht allzu ängstlich sein.

Harndrang (Harnblasenentzündung)
→ Blasenstörungen

Harnverhaltung siehe auch
→ Prostataerkrankungen

Harnverhaltung kommt infolge Vergrößerung der Prostata im Alter bei den meisten Männern vor. Die Harnröhre führt mitten durch die Prostata und wird dadurch gestaut. Harnverhaltung tritt manchmal auch nach Operationen auf, im Sinn einer Lähmung bei Männern und Frauen, ebenso bei Verlegung der Harnröhre durch einen Stein.

Wann soll man zum Arzt?

Wenn die Harnverhaltung länger als einen Tag dauert. Der Arzt muß die Blase eventuell mit Katheter entleeren. Bei gut untersuchten Patienten mit immer wieder auftretender Harnverhaltung kann die Homöopathie in der Zwischenzeit mit Erfolg versucht werden.

Homöopathische Behandlung

»Homöopathischer Katheter«.
> *Sabal D 2*, 3 × täglich 5 Tropfen.

Nach Dauerkatheter, als Ersatz.
> *Populus D 2*, 3 × täglich 5 Tropfen.

Nach Operationen (Katheterreizung).
Arnica D4, 5 × täglich 5 Tropfen.

Dauerbehandlung. Bei alten Männern. Bildet die Prostata allmählich zurück. Homöopathisches Altersmittel (Geriatricum).
Magnesium fluoratum D12, abends 1 Tablette.

Zusätzliche Maßnahmen

– Warme Zinnkraut-Sitzbäder: In die Toilettenschüssel wird ein Topf mit dampfendem Zinnkrauttee gestellt. Der Dampf soll an den Unterleib ziehen, der Patient sich entspannen und möglichst während des Dampfes Wasser lassen.
– Wasserhahn laufen lassen!

Heiserkeit siehe auch →
Erkältung

Heiserkeit ist eine krankhafte Veränderung der Stimme bei akuter oder chronischer Entzündung der Stimmbänder, etwa durch eine Erkältung, mit Befall des Kehlkopfs.

Wann soll man zum Arzt?

Wenn die Heiserkeit nicht innerhalb von 1–2 Wochen weicht. (Auf dem Stimmband können sich Polypen oder auch ein Krebs bilden. In diesem Fall ist eine Spiegelung erforderlich.)

Homöopathische Behandlung

Heiserkeit der Berufsredner. Auch während der Tätigkeit einzunehmen.
Arum triphyllum D3, 3–5 × täglich 5 Kügelchen.

Heiserkeit morgens schlimmer. Bei entsprechender Erkältung, die bis zur Stimmlosigkeit gehen kann.
Causticum D6, 3 × täglich 5 Tropfen.

Heiserkeit abends. Je mehr die Stimme gebraucht wird, desto stärker wird die Heiserkeit.
Phosphorus D12, 3 × täglich 5 Tropfen.

Akute, plötzliche Stimmlosigkeit. Im Rahmen einer akuten Erkältung bei trockener Hitze.
Aconit D12, 3 × täglich 5 Tropfen.
Im Rahmen einer akuten Erkältung bei Fieber und Schweiß.
Belladonna D6, 3 × täglich 5 Tropfen.

Heiserkeit und Bellhusten.
Spongia D4, 5 × täglich 5 Tropfen; gegebenenfalls sehr häufig wiederholen bei Pseudokrupp (Kehlkopfentzündung).
Hepar sulfuris D6, 3 × täglich 1 Tablette; gegebenenfalls häufig wiederholen bei Pseudokrupp. Der Husten tut weh.

Herpes (Bläschenausschlag)
→ Gürtelrose

Herzklopfen siehe auch →
Prüfungsangst

Unser Herz klopft dauernd, Tag und Nacht. Dieses Klopfen wird vom Gesunden nicht wahrgenommen. In vielen Fällen kann für das vom Patienten empfundene Herzklopfen keine organische Veränderung nachgewiesen werden. Das Herzklopfen kann regelmäßig oder unregelmäßig sein. Die Unregelmäßigkeit (Extraschläge, unregelmäßiges Herzrasen, Rhythmusstörungen) läßt sich objektiv nachweisen. Die homöopathische Behandlung richtet sich nach den subjektiven Empfindungen.

Wann soll man zum Arzt?

Wenn das Herzklopfen nicht weicht; wenn andere Störungen, wie Unregelmäßigkeiten des Herzschlags oder Atemnot, hinzukommen; wenn Herzschmerzen das Herzklopfen begleiten.

Homöopathische Behandlung

Herzklopfen mit Angst. Heftiges Herzklopfen mit Angstgefühl und Unruhe sind beim warmen Menschen charakteristisch.
>*Aconit D 12,* bei Bedarf 5 Tropfen oder 5 Kügelchen, eventuell wiederholen.

Sichtbares Herzklopfen. Heftiges Herzklopfen, manchmal kombiniert mit Herzstechen. Bei Betrachten im Spiegel wird der Herzschlag, besonders die Herzspitze, sichtbar wahrgenommen.
>*Spigelia D 4,* 3–5 × täglich 5 Tropfen.

Herzklopfen beim Raucher. Wirkung des Nikotins. Extraschläge (Extrasystolen) können insbesondere beim Zigarrenraucher auftreten.
>*Convallaria D 4,* 3–5 × täglich 5 Tropfen.

Herzklopfen beim alten Menschen. Altersherz, Herzleistungsschwäche, beginnende Verkalkung der Herzkranzgefäße.
>*Crataegus D 4,* 5 × täglich 5 Tropfen.

Herzklopfen beim warmen Menschen. Warmer Schweiß, das Herz ist wie von einer Faust gepackt; nächtliche Verschlimmerung.
>*Cactus D 4,* 5 × täglich 5 Tropfen.

Herzklopfen beim kalten Menschen. Blaß, kalter Stirnschweiß, Herzklopfen mit Herzschmerz.
>*Veratrum album D 4,* 5 × täglich 5 Tropfen.

Bewährte Mischung beim alten Menschen.
>*Crataegus* ∅, 10,0; *Cactus D 1,* dil. 10,0; *Veratrum album D 3,* dil. 10,0;
>3 × täglich 10 Tropfen vor dem Essen.

Herzschmerzen (Angina pectoris, Stenokardie)

Die Tätigkeit des Herzens wird nicht wahrgenommen, daher rühren also auch keine Schmerzempfindungen. Diese können auf nervöser Grundlage entstehen, jedoch auch durch mangelhafte Durchblutung der Herzkranzgefäße.

Wann soll man zum Arzt?

Wenn der Herzschmerz zu intensiv wird, muß ein Infarkt ausgeschlossen werden. Gewohnte Herzschmerzen bei aufregenden Situationen kann man selbst behandeln, jedoch nur bei feststehender Diagnose und unter ärztlicher Beobachtung.

Homöopathische Behandlung

Herzschmerz mit Angst. Angst, Unruhe, nächtliche Verschlimmerung, heftiges Herzklopfen.
>*Aconit D 12,* 5 × täglich 5 Tropfen.

Herzschmerz beim warmen Menschen. Warmer Schweiß, Umklammerungsgefühl des Herzens, nächtliche Verschlimmerung.
Cactus D4, 5 × täglich 5 Tropfen.

Herzschmerz beim kalten Menschen.
Blaß, kalter Stirnschweiß, Herzschmerz, eventuell mit Durchfall.
Veratrum album D4, 5 × täglich 5 Tropfen.
Kalter Patient, Herzschmerz wie eine Wunde, große Angst.
Arsenicum album D6, 5 × täglich 5 Tropfen.
Eiskalter Mensch, Herzschmerz strahlt in den linken Arm aus, große Angst.
Latrodectus D12, 3 × täglich 5 Tropfen.

Herzschmerz bei Schilddrüsenstörungen. Nervöse Herzstörungen bei Schilddrüsenüberfunktion mit Herzklopfen.
Leonurus D2, 5 × täglich 5 Tropfen.

Zusätzliche Maßnahmen

– Bei Hitze und Erregung kaltes Armbad bis zu den Ellbogen (10 Sekunden).
– Bei Kälte und Herzschmerz ansteigendes warmes Armbad bis zu den Ellbogen (10 Minuten).
– Einreiben der schmerzenden Punkte am Herzen (Brust, Rükken oder Arm) mit einer Herzsalbe oder Aconitöl.

Herzschwäche siehe auch →
Müdigkeit

Herzschwäche kann auf einer Empfindung beruhen, aber auch, etwa beim alten Menschen, auf einer Schwäche des Herzmuskels. Nicht selten ist sie mit niedrigem Blutdruck verbunden.

Wann soll man zum Arzt?

Wenn die Herzschwäche nach einigen Minuten nicht besser wird.

Homöopathische Behandlung

Herzschwäche beim alten Menschen. Senkt den erhöhten, erhöht den niedrigen Blutdruck.
Crataegus D4, 5 × täglich 5 Tropfen.

Herzschwäche, nervös. Nervöses Herz, Neigung zu Rheuma.
Kalmia D4, 5 × täglich 5 Tropfen.

Kreislaufschwäche der alten Damen und Herren. Feine, blasse Gesichter, Verlangen nach frischer Luft, Neigung zu Blähungen im Leib.
Carbo vegetabilis D12, 3 × täglich 5 Tropfen.

Herzschwäche im Klimakterium. Schweißausbrüche, Hitzempfindlichkeit, Angst und Unruhe.
Lachesis D12, 3 × täglich 5 Tropfen.

Herzschwäche bei Lungenblähung. Das Mittel wirkt schlaffördernd.
Laurocerasus D2, 3 × täglich 10 Tropfen.

Zusätzliche Maßnahmen

– Anregende Substanzen: Tee, Kaffee, Sekt.
– Ruhe und frische Luft, Beruhigung.
– Einreibung von Schläfen und Pulsen der Hand mit Kölnisch Wasser.

Heuschnupfen siehe auch → Allergie

Heuschnupfen ist eine allergische Erkrankung der Nase mit Schnupfen und Beteiligung der Bindehäute des Auges. Diese kann durch Pollenflug während der Blütezeit von Gräsern, Getreide und anderen Gewächsen, auch durch Schimmelsporen im Herbst bis zum ersten Frost, ausgelöst werden.

Wann soll man zum Arzt?

Wenn der Heuschnupfen in asthmatische Zustände übergeht oder allzu heftig wird.
Manchmal ist Kombination der Methoden erforderlich: zunächst chemische Mittel, später Übergang auf natürliche Behandlung.

Homöopathische Behandlung

Hauptmittel. Meist scharfe Absonderungen.
Galphimia D 4, 5 × täglich 5 Tropfen.

Milde Absonderung aus der Nase. Augenabsonderung scharf. Lichtscheu.
Euphrasia D 4, 5 × täglich 5 Tropfen.

Scharfe Absonderung aus der Nase. Augenabsonderung mild. Besser in frischer Luft.
Cepa D 4, 5 × täglich 5 Tropfen.

Heuschnupfen mit starkem Niesreiz.
Kälte verschlimmert, ebenso Blumengeruch.
Sabadilla D 4, 5 × täglich 5 Tropfen.

Aus Pollen hergestelltes homöopathisches Präparat. Wirksam im akuten Zustand.
Pollen 6 LM, 5 × täglich 5 Tropfen.

Allergischer Nasenkatarrh, auch ohne Pollen.
Luffa D 3, 5 × täglich 5 Tropfen. D 3 bei wenig Absonderung, D 5 bei viel Absonderung.

Zusätzliche Maßnahmen

Nach Abschluß der Heuschnupfensaison den Winter über Eigenblutbehandlung, hergestellt nach Dr. Imhäuser (mit Apotheker besprechen): 8 Wochen lang C 7, 1 × wöchentlich 5 Tropfen; 10 Wochen lang C 9, alle 10 Tage 5 Tropfen; 12 Wochen lang C 12, alle 14 Tage 5 Tropfen. Wirkt milder und besser als die gezielte Desensibilisierung.

Hinken, zeitweiliges (arterielle Durchblutungsstörung)

Der gleichfalls verwendete Begriff »Schaufensterkrankheit« rührt daher, daß der Patient an jedem Schaufenster stehenbleibt, scheinbar um die Auslagen anzusehen, in Wirklichkeit jedoch, weil seine Beine schmerzen. Grund dafür ist Durchblutungsmangel, der bei jungen Leuten auf Verkrampfung, bei älteren Patienten auf Verkalkung oder aber auf einem akuten Gefäßverschluß anderer Ursache beruht.

Wann soll man zum Arzt?

Wenn das Leiden fortschreitet, beispielsweise bei älteren Menschen. Die

Anfangsstadien können gut homöopathisch behandelt werden.

Nach eingehender Untersuchung werden vielfach auch bei Gangrän (Brand) oder stark verkürzter Gehstrecke noch homöopathische Erfolge erzielt, nachdem die allopathischen Mittel versagten. Das Aufgeben des Rauchens ist wichtig!

Homöopathische Behandlung

Hauptmittel. Warmes Fußbad verschlimmert, Kälte bessert. Die Beine werden herausgestreckt; sie sind eiskalt und blaurot. Der Fußpuls am Fußrücken ist oft nicht zu tasten.
Secale D 4, 3–5 × täglich
5 Tropfen.

Unverbesserliche Raucher. Wärme bessert, Kälte verschlimmert. Bewegung bessert. Das Mittel wirkt auf die arteriovenöse Durchblutung.
Espeletia D 4, 3 × täglich
10 Tropfen.

Allgemeine Sklerose. Die allgemeine Sklerose steht im Vordergrund. Wärme ist angenehm. Mittel kann abwechselnd mit Secale gegeben werden.
Arnica D 4 oder *D 12,*
2 × täglich 5 Tropfen.

Linkes Bein bevorzugt. Thrombosen der Wade. Blaurote Verfärbung, Berührungsempfindlichkeit. Das Schlangengift wirkt vorzugsweise auf die linke Körperhälfte.
Lachesis D 12, 2 × täglich
5 Tropfen.

Folgen der Durchblutungsstörung:

Trockene Gangrän. Eiskalte, blaurote Füße ohne Fußpuls. Wärme verschlimmert, Kälte bessert. Das Mittel hat schon manchen zur Amputation bestimmten Fuß gerettet.
Secale D 4 oder *D 3,*
3 × täglich 10 Tropfen.

Feuchte Gangrän. Tiefgreifender Prozeß bis zum Gewebszerfall. Scharfe blutige Absonderung. Wärme bessert, Kälte verschlimmert. Bewährt bei Diabetes und Arteriosklerose.
Kreosotum D 4, 5 × täglich
5 Tropfen.

Zusätzliche Maßnahmen

– Bindegewebsmassage. Dadurch hat deren Erfinderin, Frau Dicke, ihr eigenes Bein gerettet.
– Rauchen aufgeben!
– Ozonbehandlung.
– Bei feuchter Gangrän Blutegelbehandlung.

Hitzschlag → Sonnenbrand

Husten → Bronchitis, → Erkältung, → Heiserkeit

Hypertonie (Bluthochdruck) → Blutdruck

Hypotonie (niedriger Blutdruck) → Blutdruck

Impetigo → Grind

Impfungen

Eine Impfung ist die durch den Arzt herbeigeführte Auseinandersetzung mit Infektionsquellen (Immunisierung). Das Problem aber ist der nicht von der Natur ausgewählte Zeitpunkt. So können Impfschäden entstehen, wenn zu ungünstiger Zeit geimpft wird. Das heutzutage übliche Impfschema bitte mit dem Haus- oder Kinderarzt besprechen. Empfehlenswert sind im allgemeinen die Impfungen gegen Wundstarrkrampf (Tetanus) und gegen Kinderlähmung (Poliomyelitis).

Vorbeugung gegen Impfschäden.
Thuja D 30, am Abend vor der Impfung 5 Kügelchen auf die Zunge.
Thuja D 30, am Tag der Impfung nach erfolgter Impfung 5 Kügelchen auf die Zunge.

Hirnhautreizung nach Impfung.
Apis D 4, 5 × täglich 5 Tropfen. Eventuell einen homöopathischen Arzt hinzuziehen.

Zu starke und große Pusteln (Pocken).
Antimonium tartaricum D 4, 3 × täglich 5 Tropfen.

Chronische Impffolgen.
Silicea D 6, morgens und abends 1 Tablette lutschen. Lange Zeit einnehmen.

Impffolgen bei nervösen und gehirngeschädigten Kindern.
Zincum D 6, morgens und abends 1 Tablette.

Impfungen für Auslandsreisen.
Nach Rücksprache mit dem Reisebüro über die Gefahren die Impfungen möglichst reduzieren.
Die unbedingt nötigen Impfungen mit einem homöopathisch behandelnden Arzt besprechen.
Bei notwendiger Impfung wie oben angegeben verfahren (vor und nach der Impfung).

Infekt, Infektion → Erkältung, → Grippe, → Halsentzündung, → Wunden

Insektenstiche

Wann soll man zum Arzt?

Bei Massenstichen, bei Stichen in die Hals- oder Schläfenvenen. Wenn ein Kind von einer Biene oder Wespe in Zunge oder Mundschleimhaut gestochen wurde, sofort Notarzt verständigen. Durch Verabreichung von Apis (s. unten) hat sich bis zum Eintreffen des Arztes der Zustand oft schon so gebessert, daß das Kind nicht ins Krankenhaus gebracht werden muß.
Nur alle septischen (auf Blutvergiftung deutenden) Zustände benötigen den Arzt. Harmlose Entzündungen ohne Fieber kann man selbst behandeln.
Falls ein Stachel steckengeblieben ist, vorsichtig herausziehen; darauf achten, daß er nicht abbricht. Den Stich auf keinen Fall aufkratzen (Infektion; Aufnahme des Giftes in den Körper).

Homöopathische Behandlung

Bienen- und Wespenstiche. Stechender Schmerz, rasche Schwellung. Bewährtes Mittel, wenn zum Beispiel eine Wespe beim Kuchenessen in den Mund gestochen hat.
Apis D 4, alle 5 Minuten 5 Tropfen auf die Zunge (akut) bzw. 5 × täglich 5 Tropfen (zur Ausheilung).

Stechmückenstiche. Paßt bei Stechmücken-, Schnaken- und anderen Mückenstichen.
Ledum D 4, 5 × täglich 5 Tropfen.

Entzündung nach Insektenstich.
Hitze, Röte, Schmerz, Klopfen um die
Stichstelle herum. Akuter Zustand.
Belladonna D 6, 5 × täglich
5 Tropfen.

**Chronische Beschwerden oder
Entzündungserscheinungen nach
Insektenstich.** Blaurote Verfärbung
der Umgebung. Berührungsempfindlichkeit. Eventuell Beteiligung der na-
hegelegenen Venen. Fieber, septischer
Zustand (s. S. 49).
Lachesis D 12, 3 × täglich
5 Tropfen.

Zusätzliche Maßnahmen

– Auf frische Insektenstiche ist das
  Auflegen von frisch geschnittenen
  Zwiebelscheiben zu empfehlen.
– Bei Entzündungen in der Umgebung von Stichen sind Quarkauflagen oder angerührte Heilerde-
  auflagen angebracht.

Ischias (Bandscheibe, Gelenkrheuma, Wirbelsäule) siehe auch → Gelenkrheuma, akut; → Gelenkrheuma, chronisch

Unter Ischias versteht man Schmerzen
im Ausbreitungsgebiet des Ischias-
nervs am Bein. Er erstreckt sich von
der Wirbelsäule bis hinunter zur Fußsohle und kann gereizt (Bandscheiben-
schaden, Druck) oder entzündet (Nerv)
sein. Die Beschwerden der Wirbelsäule
sind belastungsabhängig, die Beschwerden durch Entzündung werden
meist nachts stärker. Sie beginnen oft
in der Lendenmuskulatur und strahlen von dort über das Gesäß zum Bein
und manchmal bis zum Fuß aus.

Ischias kann auch Folge einer Verletzung sein oder im Rahmen einer Zuk-
kerkrankheit auftreten.

Wann soll man zum Arzt?

Wenn durch eine Bandscheibenbela-
stung Lähmungserscheinungen oder
Gefühlsstörungen ernstlicher Art entstehen. Wenn die Entzündungserscheinungen zunehmen und die Schmerzen
zu stark werden.

Homöopathische Behandlung

Akute Ischiasschmerzen.
Unruhe, Ängstlichkeit. Trockene Hit-
ze. Ursache kalter Wind oder Schreck.
Aconit D 6, 5 × täglich 5 Tropfen.
Plötzlicher Beginn. Berührung ver-
schlimmert, klopfender Schmerz.
Belladonna D 6, 5 × täglich
5 Tropfen.

Besonderer Schmerzcharakter.
Krampfartiger Schmerz mit Taub-
heitsgefühl. Zusammenkrümmen bes-
sert. Wärme und Druck bessern.
Colocynthis D 4, 5 × täglich
5 Tropfen.
Blitzartiger Schmerz. Besser durch
Wärme, Zusammenkrümmen und
Reiben.
Magnesium phosphoricum D 4,
5 × täglich 5 Tropfen.
Überempfindlich; nervöse, reizbare
Konstitution. Nichts kann recht ge-
macht werden.
Chamomilla D 6, 5 × täglich
5 Tropfen.

**Ischiasschmerzen durch Nerven-
wurzelreiz der Wirbelsäule.**
Stechender Schmerz, Verschlimme-
rung durch die geringste Bewegung.
Liegen auf der kranken Seite bessert.
Bryonia D 4, 5 × täglich 5 Tropfen.
Krampfartiger Schmerz mit Taub-

heitsgefühl. Wärme bessert, Zusammenkrümmen bessert.

Colocynthis D4, 5 × täglich 5 Tropfen.

Nächtliche Verschlimmerung; Unruhe mit Bewegungsdrang, langsame Bewegung bessert. Verschlimmerung durch Nässe und Kälte. Auslösung durch Nässe oder Überanstrengung.

Rhus toxicodendron D6, 5 × täglich 5 Tropfen.

Witterungsempfindliche Schmerzen. Bewegung bessert.

Rhododendron D6, 5 × täglich 5 Tropfen.

Zusätzliche Maßnahmen

– Nicht selten ist Chirotherapie der Wirbelsäule hilfreich, nachdem sich die ersten heftigen Schmerzen gebessert haben.
– Warme Bäder und Massagen anfangs vermeiden, sie verschlimmern oft.
– Rückenschwimmen ist meist günstig.
– Vielfach hilft eine erprobte und gekonnte Gymnastik.

Kehlkopferkrankungen
→ Heiserkeit

Keuchhusten

Keuchhusten ist eine ansteckende Viruserkrankung des Atmungssystems, die im Laufe der Entwicklung von sehr vielen Kindern durchgemacht wird und ihre Bedeutung hat. Beginn mit leichter Temperaturerhöhung, Schnupfen, Husten (der auf die gewöhnlichen Hustenmittel nicht anspricht), Heiserkeit und leichter Bindehautentzündung.

Wann soll man zum Arzt?

Wenn der Säugling oder das Kleinkind an Kraft verliert; wenn die Hustenanfälle sehr heftig und zahlreich werden.

Homöopathische Behandlung

Akutmittel für den heftigen Verlauf; wirkt schnell, macht die Anfälle leichter und seltener.

Belladonna D6, alle Stunde 2 Kügelchen auf oder unter die Zunge.

Das Krampfen steht im Vordergrund.

Magnesium phosphoricum D12, alle Stunde 2 Kügelchen auf oder unter die Zunge; wirkt ebenfalls schnell.

Blauwerden der Säuglinge.
Cuprum hat eine gewisse Anlaufzeit, bis es wirkt. Deshalb ist die Kombination von Belladonna und Cuprum (stündlicher Wechsel) bewährt: Belladonna wirkt schnell, Cuprum allmählich.

Belladonna D6, alle 2 Stunden 2 Kügelchen auf oder unter die Zunge.

Cuprum metallicum D12, alle 2 Stunden 2 Kügelchen auf oder unter die Zunge.

Erbrechen und Übelkeit stehen im Vordergrund. Die Übelkeit ist sehr schlimm, das Kind will deshalb nicht essen. Die Brechanfälle sind sehr stark.

Ipecacuanha D12, alle 2 Stunden 2 Kügelchen auf oder unter die Zunge.

Zusätzliche Maßnahmen

- Die Kinder, gut eingepackt, entweder im Freien an der Hand spazierenführen, damit sie nicht toben, oder in der frischen Luft spazierenfahren.
- Die verbreiteten Methoden – in einen Gärkeller gehen; auf einen hohen Berg fahren – werden von der biologischen Medizin nicht befürwortet; sie unterdrücken eher. Im Notfall kann man die Klimakammern der Lungenärzte benützen.

Klimakterium → Wechseljahre

Kloß im Hals (Globus)

Meist wird das Gefühl einer zugeschnürten Kehle, eines Kloßes oder Knödels im Hals beschrieben. Der kontrollierende Hals-Nasen-Ohren-Arzt findet nichts. Es handelt sich um eine nervöse Verkrampfung der Schlundmuskulatur oder um eine Mißempfindung, manchmal durch seelische Ursachen bedingt (»es bleibt einem etwas im Halse stecken«).

Wann soll man zum Arzt?

Wenn das Kloßgefühl nicht durch die empfohlenen homöopathischen Mittel verschwindet; wenn große Ängstlichkeit wegen einer schlimmen Erkrankung besteht; bei hartnäckigen Zuständen (Psychotherapie).

Homöopathische Behandlung

Bewährtes Mittel. Meist sind Kummer, Sorgen, Ärger, Eifersucht die auslösende Ursache.
Ignatia D 12, 3 × täglich
5 Tropfen.

Klimakterium. Der Hals ist äußerlich gegen enge Kleidung empfindlich. Innerlich Globusgefühl. Die Schilddrüse ist nicht selten vergrößert, Neigung zu Überfunktion.
Lachesis D 12, 2 × täglich
5 Tropfen.

Psychischer Erregungszustand. Heftiges, unaufhörliches Schimpfen. Wutanfall; kennt sich nicht mehr vor Zorn. Neigung, ohnmächtig zu werden.
Moschus D 12, 2 × täglich
5 Tropfen.

Stimmungslabilität, Depression. Stimmungsumschlag von Bedrücktheit zu Ausgelassenheit. Sexuelle Überreizung. Krampfartige Schmerzen im Hals, begleitet von Taubheitsgefühl und Kälte.
Platinum D 12, 2 × täglich
5 Tropfen.

Zusätzliche Maßnahmen

- Manchmal hilft Umgebungswechsel, auch Urlaub, und Ablenkung.

Knochenbrüche siehe auch → Wunden

Hier sind alle Arten von Knochenbrüchen angesprochen, am Schädel, an den Gliedmaßen, am Rumpf und an den Wirbeln.

Wann soll man zum Arzt?

Bei jedem Knochenbruch. Die folgenden unterstützenden Maßnahmen können zu Hause oder im Krankenhaus durchgeführt werden.

Homöopathische Behandlung

Routinemittel, bewährt. Organbeziehung zum Knochen, fördert Knochenheilung.

Symphytum D 4, 3 × täglich
10 Tropfen.

Unfall- und Verletzungsfolgen.
Häufig ist bei Knochenbrüchen, beispielsweise nach einem Unfall, auch eine Gewebeverletzung vorhanden. Hier können Symphytum (siehe oben) und Arnica alle 2 Stunden im Wechsel gegeben werden. Arnica mildert die Schmerzen.

Arnica D 4, 3 × täglich 10 Tropfen.

Osteoporose, alte Menschen. Organbeziehung zum Knochenwachstum, speziell zur Förderung der Verkalkung oder Callusbildung (dadurch keine Verkalkung des Gehirns!).

Calcium phosphoricum D 6,
3 × täglich 1 Tablette.

Überanstrengungsfraktur (sogenannte Marschfraktur). Auch bestimmte Knochen, etwa am Fuß oder an der Hand, können ermüden und dann relativ leicht brechen. Bewährtes Mittel.

Rhus toxicodendron D 6,
3 × täglich 10 Tropfen.

Knochenhaut. Die Knochenhaut ernährt in der Hauptsache den Knochen. Von dort können Störungen ausgehen, speziell wenn die Knochenhaut auf größeren Strecken beschädigt wurde.

Ruta D 4, 3 × täglich 7 Tropfen.

Zusätzliche Maßnahmen

Die Hauptmaßnahmen wird der Chirurg oder Orthopäde treffen. Unterstützend können Suppen aus Kalbsknochen sein.

Kopfschmerzen, Migräne

siehe auch → Gehirnerschütterung, → Magengeschwür

Kopfschmerzen sind meist ein Symptom, keine Krankheit. Sie können vielerlei Ursachen haben und mit den verschiedensten Erkrankungen zusammenhängen. Halbseitiger Kopfschmerz wird Migräne genannt, der in einem Nervenbereich auftretende Kopfschmerz Neuralgie (Trigeminusneuralgie). Organisch bedingte Kopfschmerzen (beispielsweise Gehirntumor) sind meist dauernd vorhanden.

Wann soll man zum Arzt?

Wenn der Kopfschmerz nicht weicht oder zunimmt. Zunächst ist eine Selbstbehandlung möglich.

Homöopathische Behandlung

Routinemittel, bewährt. Vom Hinterkopf zu den Augen ziehender Kopfschmerz. Benommenheit.

Gelsemium D 6, 5 × täglich
5 Tropfen.

Der Kopf ist rot. Blutandrang vermehrt, Gefäße erweitert, rechte Seite betont.

Sanguinaria D 4, 3 × täglich
5 Tropfen.

Patient ist blaß. Er schwitzt oft kalt. Die Gefäße sind verkrampft.

Veratrum D 3, 5 × täglich
5 Tropfen.

Kopfschmerz, klopfend. Plötzlicher Beginn, vorwiegend rechtsseitig. Der Patient ist rot.

Belladonna D 12, 5 × täglich
5 Tropfen.

**Allmählich beginnender Kopf-
schmerz.** Der Patient ist nervös,
ängstlich, unruhig.
Argentum nitricum D 12,
3 × täglich 5 Tropfen.

**Plötzlich beginnender Kopf-
schmerz.** Klopfend, rot, heiß.
Belladonna D 12, 3 × täglich
5 Tropfen.

Kopfschmerz mit Übelkeit. Magen-
kopfschmerz, oft durch Magenverstim-
mung oder -überladung ausgelöst.
Nux vomica D 6, 5 × täglich
5 Tropfen.

Linksseitiger Kopfschmerz. Häufig
Bezug zu linksgelegenen Organen, etwa zum Herzen.
Lachesis D 12, 3 × täglich
5 Tropfen.

Rechtsseitiger Kopfschmerz. Häufig Bezug zu rechtsseitig gelegenen Organen wie Leber und Galle. Der Patient ist rot und heiß.
Sanguinaria D 4, 5 × täglich
5 Tropfen.

Kopfschmerz vom Hinterkopf aus.
Kopfschmerz zieht zum Auge. Benommenheit. Oft geht viel heller Urin ab.
Gelsemium D 4, 5 × täglich
5 Tropfen.
Kopfschmerz oft von der Halswirbelsäule in den Kopf ausstrahlend, besonders im Klimakterium.
Cimicifuga D 4, 5 × täglich
5 Tropfen.

Schulkopfschmerz. Lange Zeit einnehmen. Die geistige Anstrengung
verursacht in den letzten Schulstun-
den Kopfschmerzen.
Calcium phosphoricum D 12,
2 × täglich 1 Tablette lutschen.

Kopfschmerz im Klimakterium.
Sepia D 12, 2 × täglich 1 Tablette.

Kopfschmerz zur Regelzeit.
Cimicifuga D 6, 5 × täglich
5 Tropfen.

Nervöser Kopfschmerz. Oft Folge
von Aufregung, Kummer, Gram.
Ignatia D 12, 2 × täglich
7 Tropfen.

**Kopfschmerz im Trigeminus-Be-
reich, plötzlich einschießend.**
Patient ist trocken, rot, heiß.
Aconit D 12, 4 × täglich 5 Tropfen.
Patient ist feucht, rot; Kopfschmerz
klopfend.
Belladonna D 12, 3 × täglich
5 Tropfen.

**Kopfschmerz als Folge von Verlet-
zung.** Unfälle mit Knochen- oder Ge-
websverletzungen, auch länger zu-
rückliegend.
Arnica D 4, 5 × täglich 5 Tropfen.

Zusätzliche Maßnahmen

– Behandlung des Organs, das mit
  dem Kopfschmerz zusammen-
  hängt (Leber, Unterleib, Magen).
– Ableitende Anwendungen wie
  Arm-Wechselbäder oder Fuß-
  Wechselbäder.
– Nicht an Kopfschmerztabletten
  gewöhnen!

Kopfverletzungen → Ge-
hirnerschütterung, → Wunden

Kreislaufstörungen →
Blutdruck, → Herzklopfen, →
Herzschmerzen, → Ohnmacht, →
Schwindel

| **Kreuzschmerz** → Gelenk-
rheuma, akut, → Ischias, → Muskelrheumatismus, → Wirbelsäulenrheumatismus

| **Kropf (Struma)** siehe auch →
Schilddrüsenerkrankungen

Ein Kropf ist eine Schwellung oder
Vergrößerung der Schilddrüse. Unter
einem sogenannten »kalten Knoten«
versteht man eine gutartige örtliche
Knotenbildung in der Schilddrüse ohne
Überfunktion. (Es wird zuviel operiert.
Dies sollte nur bei starker Atmungsbe-
hinderung gemacht werden.)

Wann soll man zum Arzt?

Wenn der Kropf wächst (es kommen
auch krebsige Kröpfe vor); wenn der
Patient abnimmt, meist ist dann eine
Überfunktion der Schilddrüse vorhanden; wenn die Atmung stark behindert
ist.

Homöopathische Behandlung

Bewährt bei einfachem Kropf.
Langsam wirkendes Mittel, lange Zeit
einnehmen.
Calcium fluoratum D6,
2 × täglich 1 Tablette.

Pflanzliches Jod.
Efeu enthält Jod und ruft keine Über-
funktion hervor.
Hedera helix D4, morgens und
abends 5 Tropfen.
Meerschwamm enthält ebenfalls orga-
nisch gebundenes Jod. Bewährt bei
Kröpfen mit Störung beim Einatmen.
Spongia D12, 2 × täglich
5 Tropfen.

Nervöse, magere Menschen.
Magnesium carbonicum D6,
2 × täglich 5 Tropfen.

Gut abgegrenzter, derber Knoten.
Bewährt bei Bindegewebskröpfen. Die
Jodsalze (siehe Spalte gegenüber) wir-
ken eher bei einer Vergrößerung ohne
bestimmte Grenze.
Silicea D4, 2 × täglich 1 Tablette.

Harte Kröpfe. Bewährt in Kropfge-
bieten. Bei Krebsverdacht zum Arzt
gehen.
Magnesium fluoratum D6,
2 × täglich 1 Tablette.

**Beginnende Schilddrüsenüber-
funktion.** Kombiniert mit Herzklopfen, schnellem Puls, fühlbarem Pulsie-
ren im Kropf. Paßt für Anfangszu-
stände.
Lycopus D4, 3 × täglich
5–10 Tropfen.

Zusätzliche Maßnahmen

– In Jodmangelgebieten 2 × wöchentlich Meerfische essen.
– Brunnenkresse enthält pflanzliches Jod. Ersatz für Patienten, die
  keinen Fisch essen wollen.
– Feuchtkühle, angerührte Heilerde oder Lehmauflagen zur Beruhigung der Schilddrüse bei Erre-
  gungszuständen.
– Neuraltherapie in die Schilddrüse
  (Arzt).
– Kein jodiertes Salz verwenden,
  führt manchmal zu Schilddrüsenüberfunktion.

Lähmungen, periphere (Parese)

Eine Lähmung kann einen Nerv, einen Schließmuskel (Blase), im Verlauf einer Grippe das Augenlid, beim Altern die Gliedmaßen befallen. Ursachen können Erkältung, Wind, infektiöse Belastung, Durchblutungsstörungen im Alter usw. sein.

Wann soll man zum Arzt?

Wenn die Lähmung sich nicht rasch zurückbildet; wenn die Ursache unklar ist.

Homöopathische Behandlung

Nervenlähmung durch Wind. Speziell betroffen ist der Gesichtsnerv; der Mund hängt herunter.
Aconit D 12, 5 × täglich 5 Tropfen.

Lähmung des Blasenschließmuskels nach Geburten. Lähmung des Augenlids, des Gesichts nach Grippe.
Gelsemium D 6, 3 × täglich 5 Tropfen.

Lähmungserscheinungen nach Grippe. Schwäche, Zittrigkeit, Unruhe bleiben zurück.
Causticum D 6, 3 × täglich 5 Tropfen.

Lähmungen nach Infekten. Akute oder auch spastische (krampfartige) Lähmungen, vor allen Dingen der unteren Körperhälfte. Bei Verdacht auf Kinderlähmung sofort den Arzt aufsuchen.
Lathyrus D 6, 5 × täglich 5 Tropfen.

Alterslähmung. Durchblutungsstörungen des Alters führen zu Schwäche, Lähmigkeit und Zittrigkeit. Lange Zeit einnehmen.
Conium D 6, 3 × täglich 5 Tropfen.

Beschäftigungskrämpfe mit Lähmungen. Durch Überanstrengung bestimmter Muskel- und Nervenpartien, durch allgemeinen Streß entsteht Unruhe in den Beinen. Tagsüber müde, nachts schlaflos. Schließlich Lähmungen.
Zincum D 6, 2 × täglich 1 Tablette.

Zusätzliche Maßnahmen

– Mehrfach täglich einreiben mit Kampferspiritus oder Rhododendron-Fluid.
– Vitamin-B-Zufuhr; Vitamin B befindet sich z. B. in Getreidehüllen (Vollkorn).

Lähmungen, zentrale (Schlaganfall, Gehirndurchblutungsstörungen)

Mangelhafte Blutversorgung im Alter, akute Mangeldurchblutung des Gehirns oder auch eine Gehirnblutung können die Ursache von zentral bedingten Lähmungen sein.

Wann soll man zum Arzt?

Wenn flüchtige Lähmungen sich wiederholen; wenn schwere Erscheinungen, beispielsweise Bewußtlosigkeit, auftreten. Wenn die Lähmung nicht weichen will.
Bei durchdiagnostizierten Lähmungen, die der Behandlung trotzen, kann ein Versuch mit der Homöopathie unternommen werden.

Homöopathische Behandlung

Hauptmittel.
Für flüchtige Lähmungen und zur
Nachbehandlung der Gehirnblutung,
wenn der Patient entlassen ist. (Die
Potenz D 12 wird empfohlen, damit
eine eventuelle Blutung nicht zu-
nimmt.)
Arnica D 12, 3 × täglich 5 Tropfen.
Bewährt, wenn Eingriffe am Gehirn
vorgenommen werden mußten.
Hypericum D 4, 3 × täglich
5 Tropfen.

**Lähmungen mit Schwindelsyn-
drom.**
Hauptmittel bei Schwindel aller Art,
auch im Zusammenhang mit Sklerose.
Cocculus D 6, 3 × täglich
5 Tropfen.
Altersschwindel, Kälte, Zittern.
Schwindel beim Drehen des Kopfes im
Bett.
Conium D 6, 3 × täglich 5 Tropfen.

Lähmungen mit Blutandrang. Blutandrang (Kongestion) des Kopfes.
Plötzliches Auftreten. Wärme verschlimmert. Mittel wirkt schnell.
Glonoin D 12, 3 × täglich
5 Tropfen.

Lähmigkeit im Alter. Homöopathisches Altersmittel. Lange Zeit einnehmen. Wirkt oft besser als die empfohlenen Altersmittel.
Magnesium fluoratum D 12,
abends 1 Tablette.

Lebererkrankungen siehe
auch → Gallenblasenentzündung,
→ Gallenkolik

Es gibt Lebererkrankungen aufgrund
entzündlicher Infekte (Hepatitis A und
B), aufgrund toxischer Schädigungen
(Medikamente oder Alkohol) bis hin
zur Fettleber und zur Leberzirrhose.
Weiterhin gibt es Stauungszustände in
der Leber, oft von den Gallengängen
ausgehend, Störungen nach Gallenbla-
senoperationen und schließlich, in seltenen Fällen, den Leberkrebs.

Wann soll man zum Arzt?

Bei jeder längerdauernden Leber-
erkrankung. Leider ist bei vielen
Lebererkrankungen eine dauernde
Heilung schwierig. Hier haben die
homöopathischen Medikamente ihren
Platz, z. B. auch begleitend zur ärztlichen Behandlung. Häufig sind die Mittel für Leber- und Gallenstörungen
verwandt.

Homöopathische Behandlung

Akute, schmerzlose Entzündung.
Phosphorus D 12, 4 × täglich
5 Tropfen.

Akute Entzündung mit Schmerzen.
Bryonia D 4, 5 × täglich 5 Tropfen.

**Toxische (durch Gifte entstandene)
Leberbelastung.**
Horizontale (waagerechte) Schmerz-
ausstrahlung, Verstopfung; rundliche
Menschen.
Carduus marianus D 4,
5 × täglich 5 Tropfen.
Vertikale (senkrechte) Schmerzaus-
strahlung zu Schulterblatt und Darm,
Durchfallneigung; magere Menschen.
Chelidonium D 6, 5 × täglich
5 Tropfen.

Stauungsleber. Die Stauung kann
herzbedingt sein, aber auch auf Lebermetastasen (Krebs) beruhen.
Carduus marianus D 4,
3 × täglich 10 Tropfen.

**Chronische Hepatitis (Leberent-
zündung).**
Abmagerung, Appetitlosigkeit,
Schmerzen.
> *Hydrastis D4*, 5 × täglich
> 5 Tropfen.
Schwäche, gelbe Durchfälle, Entzün-
dungsfieber.
> *Taraxacum D4*, 3 × täglich
> 10 Tropfen.
Schwäche, aufgetriebener Leib, Appe-
titlosigkeit, Schweiße.
> *China D4*, 3 × täglich 10 Tropfen.
Schwellung von Leber und Milz.
> *Ceanothus D4*, 3 × täglich
> 10 Tropfen.

Fettleber. Hauptmittel bei Fettleber
nach Alkoholmißbrauch.
> *Sulfur D6*, 3 × täglich 1 Tablette.

**Leberbeschwerden nach operier-
ter Gallenblase.** Bewährtes Mittel.
Auch bei Koliken nach Gallenblasenoperation. Kann bei Leberkarzinom
(Leberkrebs) versucht werden.
> *Leptandra D4*, 3 × täglich
> 10 Tropfen.

Zusätzliche Maßnahmen

– Diät ohne erhitztes Fett, ohne ro-
he Steinfrüchte, ohne blähende
und fette Speisen.
– Feucht-warme Auflagen auf die
Leber.
– Stuhlregulation durch Spezial-
tees.

Lumbago → Ischias, → Kreuz-
schmerz, → Muskelrheumatismus, → Wirbelsäulenrheumatismus

Lymphdrüsenerkrankung

Lymphdrüsen sind in das Lymphgefäß-
system eingebaute, kleine, ovale Fil-
terstationen. Sie finden sich im ganzen
Körper und lassen sich unter der Haut
an Hals, Achselhöhle, Leistenbeuge
usw. tasten. Ihre Aufgabe ist die Abwehr von Infektionen. Bei Überla-
stung, Stauung, Entzündung können
sie anschwellen und von außen sichtbar sein.

Wann soll man zum Arzt?

Wenn die Lymphdrüsen über Bohnen-
größe anschwellen; wenn rote Streifen
oder Flecke auftreten; wenn die
Schmerzen zunehmen.

Homöopathische Behandlung

Akute Lymphdrüsenentzündung.
Plötzlicher Beginn, Hitze und Röte
auch der Haut über dem Lymphknoten.
> *Belladonna D6*, 5 × täglich
> 5 Tropfen.
Weniger heftig verlaufender Zustand.
Meist liegt eine Entzündung im Ein-
zugsbereich des betreffenden Lymph-
knotens vor, etwa am Fuß, die sich
dann z. B. auf den Lymphknoten in der
Leiste auswirkt.
> *Hepar sulfuris D6*, 4 × täglich
> 1 Tablette.

**Lymphbahnentzündung (soge-
nannter roter Streifen).** Die Entzündung ist vom Lymphknoten auf die da-
zugehörige Lymphbahn übergegangen. Arzt!
> *Belladonna D6*, 5 × täglich
> 5 Tropfen.

**Bei schwacher Abwehr und immer
wiederkehrender Lymphbahnentzündung bewährt.**
Echinacea D 4, 5 × täglich
10 Tropfen.

**Chronische Lymphknotenschwel-
lung.**
Hauptmittel zur Rückbildung bei chronischer Entzündung.
Silicea D 6, 4 × täglich 1 Tablette.
Resorptionsmittel, um die vergrößer-
ten Lymphknoten zur Rückbildung zu
veranlassen.
Sulfur jodatum D 6, 4 × täglich
5 Tropfen.

Große Lymphknoten bei Kindern.
Sogenannter Lymphatismus, Überla-
stung des Lymphsystems. Muß lange
Zeit behandelt werden. Erkältungsneigung und Schwellung der Mandeln
sind häufige Begleiterscheinungen.
Calcium carbonicum D 6,
3 × täglich 1 Tablette.

Kleine Lymphknoten bei Kindern.
Mehr bei mageren Kindern angezeigt.
Muß lange Zeit eingenommen werden.
Calcium phosphoricum D 6,
3 × täglich 1 Tablette.

Zusätzliche Maßnahmen

– Entzündete Lymphknoten oder
  Lymphbahnen brauchen Ruhe
  und reagieren gut auf feucht-küh-
  le Umschläge, angerührte Heiler-
  de- und Quarkauflagen.

Magengeschwür siehe auch
→ Magenschleimhautentzündung

Ein Magengeschwür ist ein Schleim-
hautdefekt im Magen. (Ähnliches
kann im unmittelbar anschließenden
Zwölffingerdarm [Zwölffingerdarmge-

schwür] entstehen.) Durch die Magensäure werden beim Magengeschwür
die Beschwerden durch Essen verschlimmert; beim Zwölffingerdarmgeschwür werden die Beschwerden durch
Essen gebessert.

Wann soll man zum Arzt?

Wenn die Beschwerden nicht rasch
vergehen (Magenspiegelung oder
Durchleuchtung). Magengeschwürlei-
den haben oft einen Zusammenhang
mit der Lebenssituation.

Homöopathische Behandlung

**Magengeschwür beim »Manager-
typ«.** Hastiger, gehetzter, explosiver
Mensch mit Neigung zu Kaffee, Alkohol, Tabak. Übelkeit. Verschlimmerung 2 Stunden nach dem Essen.
Nux vomica D 6, 5 × täglich
5 Tropfen.

Magengeschwür beim Nervösen.
Unruhiger, nervöser Mensch, mager.
Magengegend zum Platzen aufgetrie-
ben, Schmerz strahlt nach allen Seiten
aus. Verlangen nach süßen Speisen,
dadurch Verschlimmerung der Beschwerden.
Argentum nitricum D 6,
3 × täglich 5 Tropfen.

**Zwölffingerdarmgeschwür beim
beruflich Überforderten.** Essen
bessert. Der Patient ist seelisch gereizt
und ausfällig. Er ist ehrgeizig und mu-
tet sich zu viel zu. Oft begleitende
Kopfschmerzen.
Anacardium D 6, 5 × täglich
5 Tropfen.

**Zwölffingerdarmgeschwür durch
Kummer.** Besserung durch Essen.
Feinfühliges Gemüt, zarte Natur. Fol-
gen von Kummer und Kränkung. Alles

schlägt auf den Magen und ruft Krämpfe hervor.
Ignatia D 6, 5 × täglich 5 Tropfen.

Zusätzliche Maßnahmen

- Sorgfältig kauen, langsam essen, keine allzu strenge Diät!
- Was nicht bekommt, vermeiden.
- Wenn möglich, nach dem Essen liegen, mit feuchtwarmer Auflage.
- Alle Genußmittel meiden!
- Mahlzeiten pünktlich einnehmen.
- Rollkur bei leerem Magen mit Kamillentee: 5 Minuten links, 5 Minuten auf dem Rücken, 5 Minuten auf dem Bauch, 5 Minuten rechts liegen.

Magenkatarrh → Magenschleimhautentzündung

Magenkolik

Bei einer Magenkolik krampft sich der Magen, ein muskuläres Hohlorgan, infolge unverträglicher Speisen oder nervöser Erregung zusammen.

Wann soll man zum Arzt?

Wenn die Beschwerden nach Einnahme eines homöopathischen Mittels nicht verschwinden.

Homöopathische Behandlung

Magenkolik, Strecken bessert. Heftiger, plötzlicher Schmerz, in Wellen kommend und gehend, oft mit Erbrechen verbunden.
Belladonna D 6, alle Viertelstunde 5 Tropfen auf die Zunge.

Magenkolik, Zusammenkrümmen bessert. Auch hier sollte die Arznei möglichst nicht in den Magen gelangen, sondern durch die Mundschleimhaut aufgenommen werden. Druck, Wärme und Zusammenkrümmen tun wohl.
Magnesium phosphoricum D 6, alle Viertelstunde 1 Tablette auf der Zunge zergehen lassen.

Magenkolik, nervös. Ärger, Zorn und ähnliches können auslösend wirken. Der Patient ist höchst erregt und außer sich.
Chamomilla D 12, alle 10 Minuten 5 Tropfen auf die Zunge.

Mamma → Brustdrüse

Magenschleimhautentzündung, Magenkatarrh (Gastritis)

siehe auch → Magengeschwür

Gastritis ist eine akute oder chronische Entzündung der Magenschleimhaut, die durch zuviel oder zuwenig Säure hervorgerufen werden kann.

Wann soll man zum Arzt?

Sobald die Schmerzen zunehmen oder der Patient abmagert, sollte nach einem Geschwür bzw. Krebs gefahndet werden. Wenn die Schmerzen nicht zu stark sind, kann man bei bekannter Ursache ruhig einen eigenen Behandlungsversuch machen.

Homöopathische Behandlung

Verdorbene Speisen. Oft begleitet von stinkendem Durchfall.
Arsen D 6, 5 × täglich 5 Tropfen einige Minuten nach der Mahlzeit in Wasser.

Zuviel Eis, dauerndes Erbrechen. Paßt speziell für Kinder.
Pulsatilla D 6, alle 20 Minuten 5 Tropfen oder 5 Kügelchen auf die Zunge.

Durcheinander und zuviel essen. Gereizter Mensch; Neigung zu Zigaretten, Alkohol, Kaffee und scharfen Speisen. Essen verschlimmert.
Nux vomica D 6, 5 × täglich 5 Tropfen.

Seelische Ursache. Schulkummer, Liebeskummer, finanzielle Sorgen.
Ignatia D 12, 3 × täglich 5 Tropfen.

Zuviel Säure. Saures Aufstoßen, Hochkommen von Säure und sauren Speisen, Sodbrennen.
Robinia D 6, vor jeder Mahlzeit 5 Tropfen.

Besser durch Essen. Kopfschmerz, Neigung zum Zorn.
Anacardium D 6, 5 × täglich 5 Tropfen.

Zusätzliche Maßnahmen

Zuwenig Säure:
– Reichlich Gewürze zur Säurelokkung (Muskat, Curry, alle Küchenkräuter).

Zuviel Säure:
– Alle Säurelocker vermeiden (Alkohol, Kaffee, Zigaretten, vielfach auch süße und fette Speisen).
– Bei Magenbeschwerden nicht fasten. Schleimsuppe (Hafer, Lein), Tee, Zwieback sind bewährt, wenn sie nicht widerstehen. Viele kleine Mahlzeiten.
– Nach dem Essen feucht-warme Auflagen.
– Stuhlregulierung.

Mandelentzündung →
Halsentzündung, → Lymphdrüsen

Masern

Die Mittel für Röteln sind ähnlich. Masern sind eine äußerst ansteckende Viruserkrankung, von der nur wenige Menschen verschont bleiben. Ihr Überstehen macht gewöhnlich gegen eine neuerliche Infektion immun. Heutzutage sind die Masern weniger gefährlich. Inkubationszeit (Zeit von der Übertragung der Keime bis zum Ausbruch der Krankheit): zehn Tage. Dauer: etwa drei Wochen.
Frühzeichen der Krankheit sind beispielsweise Fieber, Niesen, Husten, Augenrötung. Einige Tage vor Ausbruch des Masernausschlages erscheinen an der Mundschleimhaut weiße Stippchen. Der Ausschlag selbst zeigt sich zuerst im Gesicht, hinter den Ohren, auf der Stirn und an der Haargrenze. Danach breitet er sich auf den übrigen Körper aus. Komplikationen (Mittelohrentzündung, Halslymphknotenvergrößerung, Lungenentzündung, Gehirnentzündung) sind sehr selten.

Wann soll man zum Arzt?

Nur bei schwer verlaufenden Masern, d. h., wenn das Fieber längere Zeit hoch bleibt. Für den biologisch Denkenden ist das Heraustreten der Erkrankung auf die Haut, der Masernausschlag, von Bedeutung.

Homöopathische Behandlung

Routinebehandlung. Bewirkt meist
milden Verlauf.
Pulsatilla D 6, 5 × täglich
5 Kügelchen.

Hochfieberhafte Masern. Bei plötzlicher, heftiger Erkrankung bewährt,
bis der Ausschlag herauskommt.
Aconit D 12, 5 × täglich 5 Tropfen.

Masernkomplikationen. Paßt bei
heftiger Bindehautentzündung und
Bellhusten, auch bei beginnenden Ohr-
komplikationen.
Belladonna D 6, 5 × täglich
5 Tropfen.

Längerdauerndes Fieber. Fördert
das Herauskommen des Ausschlags
und die Entfieberung.
Ferrum phosphoricum D 6,
5 × täglich 1 Tablette.

Zusätzliche Maßnahmen

– Nach einer Masernerkrankung
  muß man etwas vorsichtig sein,
  weil sich manchmal eine Tuberku-
  lose anschließt. Im allgemeinen
  entwickeln sich die Kinder aber
  nach Abklingen der Masern
  prächtig.
– Das sogenannte »Salzhemd« fördert das Herauskommen des Ausschlags: Ein langes Nachthemd
  wird in lauwarmes Salzwasser
  eingetaucht, ausgewunden und
  dem Kranken übergezogen.
– Kalte Wickel, Packungen und
  Wadenwickel sind zu vermeiden,
  da sie das Herauskommen des
  Ausschlags verhindern können.
– Bei heftigem Juckreiz des Ma-
  sernausschlags (selten) sind Puder oder ein Kinderöl zu empfehlen.

Melancholie → Depression

**Menses (monatliche
Regel)** siehe auch → Klimakterium

Unter Menses versteht man den mo-
natlichen Blutabgang aus der Scheide
während der Fortpflanzungsperiode
der Frau. Beim Reifwerden eines Eis
im Eierstock bereitet sich der weibliche
Körper auf die Schwangerschaft vor.
Die Menses können als die Beendigung
dieser Vorbereitung mit Ausstoßung
des unbefruchteten Eis betrachtet
werden. Diese Ausscheidung ist für
den weiblichen Körper sehr wichtig.
Normale Menses bedürfen keiner Behandlung.

Wann soll man zum Arzt?

Bei erheblichen Veränderungen des
Termins, der Dauer oder der Stärke
der Blutung. Bei Schmierblutungen
unmittelbar vor oder nach der Regelblutung. Bei Blutungen im Klimakterium. Bei Krebsangst.

Homöopathische Behandlung

Regel zu früh.
Regel zu früh, lang, stark.
Calcium carbonicum D 12,
2 × täglich 1 Tablette.
Regel zu früh und schwach.
Natrium muriaticum D 6,
2 × täglich 1 Tablette.

Regel spät, schwach.
Pulsatilla D 4, 2 × täglich
7 Tropfen (bei freundlichem
Wesen).
Aristolochia D 12, 2 × täglich
5 Tropfen (bei ruhigem Wesen).

Regel stark.
Regel dunkel, klumpig, stark.
  Hydrastis D4, eventuell stündlich,
  sonst 5 × täglich 5 Tropfen.
Regel stark, hell.
  Erigeron D4, eventuell stündlich,
  sonst 5 × täglich 5 Tropfen.

Regel hell.
  Erigeron D4, 3 × täglich
  5 Tropfen.

Regel dunkel.
Regel dunkel, klumpig, stark.
  Hydrastis D4, eventuell stündlich,
  sonst 5 × täglich 5 Tropfen.
Regel dunkel, klumpig.
  Crocus D4, 5 × täglich 5 Tropfen.

Regel kurz.
Weiches Gemüt, trostbedürftig.
  Pulsatilla D4, 3 × täglich
  5 Tropfen.
Depressiv, strenges Wesen.
  Cimicifuga D4, 3 × täglich
  5 Tropfen.

Regel lang.
Weiche, schwierige Frauen.
  Kalium carbonicum D6,
  2 × täglich 5 Tropfen.
Weiche, nachgiebige Frauen.
  Calcium carbonicum D6,
  2 × täglich 1 Tablette.

Regel übelriechend.
Ältere Frauen.
  Crocus D4, 2 × täglich 5 Tropfen.
Jüngere Frauen.
  Belladonna D12, 2 × täglich
  5 Tropfen.

Regel klumpig.
Ältere Frauen.
  Crocus D4, 3 × täglich 5 Tropfen.
Jedes Alter, Regel dunkel.
  Hydrastis D4, 3 × täglich
  5 Tropfen.

Regel bleibt aus.
Weiches Gemüt.
  Pulsatilla D4, 2 × täglich
  5 Tropfen.
Strenge Person.
  Aristolochia D12, 2 × täglich
  5 Tropfen.
Nach Erkältung, Baden.
  Dulcamara D4, 2 × täglich
  5 Tropfen.

Zusätzliche Maßnahmen

- Fußwechselbäder sind geeignet,
  die Regel herbeizuholen oder die
  schwache Regel zu verstärken.
  Sie können in diesem Fall auch
  während der Regel angewandt
  werden.
- Auch ansteigende Sitzbäder sind
  geeignet, die Regel herbeizuholen.
- Akupressur an der Fußsohle kann
  die zu starke Regel eindämmen
  und Regelschmerzen mindern.

Migräne → Kopfschmerzen

Müdigkeit siehe auch → Erschöpfung

Müdigkeit kann in bestimmten Altersstufen auftreten, körperliche oder seelische Ursachen haben.

Wann soll man zum Arzt?

Wenn das Allgemeinsymptom Müdigkeit nicht weicht, muß nach der organischen Krankheit, z. B. Blutarmut und ähnliches, gesucht werden.

Homöopathische Behandlung

Müdigkeit beim Schulkind. Schulmüde Kinder mit Schulkopfschmerz.
Calcium phosphoricum D 6,
2 × täglich 1 Tablette.

Hirnmüde Studenten. Sogenanntes »Studentenfutter«, beispielsweise bei übermäßigem Lernen vor dem Examen.
Agaricus D 6, 3 × täglich
5 Tropfen.

Müde Vertreter. Gibt Antrieb und Impuls.
Arnica D 30, 3 Kügelchen auf die Zunge vor jedem Besuch.

Müde alte Menschen. Müde, verfroren, antriebslos. Lange Zeit einnehmen.
Conium D 6, 2 × täglich 5 Tropfen.

Müde Seelen. Folge von Enttäuschung, Liebeskummer, Frustration. In der Schule »maulfaule Kinder«.
Acidum phosphoricum D 12,
morgens und abends 7 Tropfen.

Müde infolge Herz- und Kreislaufschwäche. Niedriger Blutdruck wird erhöht, erhöhter Blutdruck herabgesetzt, der Kreislauf gestärkt. Leichte Glücksstimmung.
Crataegus D 4, 2 × täglich
10 Tropfen.

Müdigkeit durch organische Ursachen. Schwache Funktion von Leber, Galle und Magen.
Lycopodium D 4, 2 × täglich
5 Tropfen.

Müdigkeit nach Infektionskrankheiten. Der Patient erholt sich schlecht.
Causticum D 6, 2 × täglich
7 Tropfen.

Zusätzliche Maßnahmen

– Manchmal ist sinnvolle Bewegung besser als Ruhe.
– Wechseldusche am Morgen zur Anregung des Kreislaufs. Bürstenmassage mit nachfolgendem anregendem Einölen, etwa Lavendel- oder Rosmarinöl.
– Oft wirkt »Tapetenwechsel« günstig.
– Sodabäder mit drei Pfund Brokkensoda auf eine Badewanne, 20 Minuten mit nachfolgender Ruhe, 3 × in der Woche durchführen.

Mumps (Bauernwetzel, Wochendippel, Ziegenpeter)

Mumps ist eine von Viren hervorgerufene schmerzhafte Entzündung der Ohrspeichel-, auch Unterkiefer- und Unterzungendrüse (gleichzeitig oder nacheinander). Sie tritt in der Regel im Kindes-, manchmal auch im Erwachsenenalter in Erscheinung. Fieber mit wenig gestörtem Allgemeinbefinden. Heilt meist nach sieben bis zehn Tagen aus, häufig ohne ärztliche Behandlung.

Wann soll man zum Arzt?

Nur bei besonderen Komplikationen (Entzündung der Eierstöcke beziehungsweise der Hoden) oder bei Mumps von Erwachsenen. Ein Versuch mit der Homöopathie kann gemacht werden. Bei Beteiligung der Hoden schwellen diese an und verursachen Schmerzen.

Homöopathische Behandlung

Anfangsmittel. Plötzlicher Beginn, mäßige Hitze, berührungsempfindliche Ohrspeicheldrüse.
Belladonna D 6, 5 × täglich 5 Tropfen.

Normaler Verlauf.
Mercurius solubilis D 6, 3 × täglich 1 Tablette.

Komplikation an Hoden oder Bauchspeicheldrüse. Diese Komplikation ist zum Glück selten.
Pulsatilla D 4, 5 × täglich 5 Kügelchen.

Zusätzliche Maßnahmen

– Auflagen auf die Ohrspeicheldrüse mit Johanniskrautöl. Warmhalten. In seltenen Fällen kalte Umschläge.
– Breiig-weiche, milde Kost mit viel Flüssigkeit. Saure Speisen meiden.
– Bei Komplikationen Bettruhe.

Muskelrheumatismus
siehe auch → Kreuzschmerz, → Wirbelsäulenrheumatismus

Der Begriff Muskelrheumatismus ist nicht genau definiert. Die Störung tritt jedoch häufig auf. Im Zusammenhang mit Erkältung, Durchnässung und auch Überanstrengung sind lästige Schmerzen im Muskel vorhanden.

Wann soll man zum Arzt?

Im allgemeinen lassen sich diese Störungen selbst behandeln.

Homöopathische Behandlung

Hauptmittel. Folge von Kälte, Nässe; auch Erkältung bei erhitztem Körper und Überanstrengung. Wärme bessert, Bewegung bessert.
Rhus toxicodendron D 4, 5 × täglich 5 Tropfen.

Jede Bewegung verschlechtert. Stechende Schmerzen, beispielsweise im Kreuz. Besserung durch Druck und durch Schwitzen.
Bryonia D 4, 5 × täglich 5 Tropfen.

Klimakterium. Muskelschmerzen während der Wechseljahre. Besonders bewährt bei symmetrischen Schmerzen in den Fingergelenken der Frauen.
Caulophyllum D 4, 5 × täglich 5 Tropfen.

Wetterabhängiger Rheumatismus. Allgemeine Schwäche. Rheumatische Gliederschmerzen mit großer Empfindlichkeit gegen Kälte und Nässe. Der Patient fühlt wie die Ameisen das Wetter voraus.
Formica D 6, 3 × täglich 5 Tropfen.

Überanstrengungsfolgen. Überanstrengung, Schwäche der Gelenke, Sehnenzerrungen. Verschlimmerung morgens.
Ruta D 4, 5 × täglich 5 Tropfen.

Unruhig und kälteempfindlich. Rheumatische und neuralgische Erscheinungen mit lähmungsartiger Schwäche. Viele Beschwerden sind von Frösteln begleitet und werden von Zugluft, speziell von trockener, kalter Luft, verschlimmert. Besser bei feuchtem Wetter.
Causticum D 6, 3 × täglich 5 Tropfen.

Feuchter Standort verschlimmert. Reißende Muskelschmerzen. Schlimmer in feuchten Wiesen und Sümpfen. Das Mittel wirkt auf die Nieren und treibt den Schweiß.
Spiraea D 2, 3 × täglich 10 Tropfen.

Rheuma im Deltamuskel (Armheber). Besserung bei Bewegung und bei Massage.
Bellis D4, 3 × täglich 5 Tropfen.

Zusätzliche Maßnahmen

– Vielfach helfen Wärmeanwendungen, etwa heiße Auflagen von gekochten Kartoffeln. Wolle.
– Anschließend ist eine erwärmende Rheumasalbe von Nutzen.
– Häufig sind Massagen gut; in chronischen Fällen das Vermeiden von Fleisch.

Nabelkolik

Durch die Nabelkolik werden bei Kindern anfallsweise auftretende Leibschmerzen ausgelöst. In der Nabelgegend wird häufig jeder Schmerz empfunden, zum Beispiel auch bei Kopfschmerzen. Nabelkolik wird häufig von einem Ereignis ausgelöst (Angst vor der Schule).

Wann soll man zum Arzt?

Bei der Vermutung, daß hinter diesen Verkrampfungen im Sonnengeflecht etwas anderes stecken könnte.

Homöopathische Behandlung

Hauptmittel. Der kleine Patient windet sich.
Colocynthis D4, mehrfach 5 Kügelchen lutschen.

Zorniger Charakter. Oft löst ein Abscheu oder zuviel Nahrung die Nabelkolik aus.
Nux vomica D4, mehrfach täglich 5 Kügelchen.

Nervöses Wesen. Überempfindliche, gereizte Kinder.
Chamomilla D4, mehrfach täglich 5 Kügelchen.

Schmerz in Wellen. Die Schmerzen kommen und gehen. Kräftiges, intelligentes Kind mit frischen Farben.
Belladonna D30, mehrfach täglich 5 Kügelchen.

Das Kind krümmt sich. Beim Zusammenkrümmen drückt das Kind die Hände gegen die schmerzende Stelle.
Magnesium phosphoricum D4, mehrfach täglich 1 Tablette lutschen.

Zusätzliche Maßnahmen

– Die manchmal empfohlenen Beruhigungsmittel nicht nehmen!
– Das Kind mit dem Rücken gegen sich selbst auf den Schoß setzen und im Uhrzeigersinn die schmerzende Stelle leicht massieren (über den Kleidern).
– Die oben beschriebenen Mittel sind zuverlässig; häufig ist jedoch ein homöopathisches Konstitutionsmittel (Arzt) erforderlich.

Nachtwandeln

Die meist recht phantasiebegabten Menschen, auch Kinder, träumen nicht nur, sondern handeln im schlafähnlichen Dämmerzustand wie ein Wachender: Sie verlassen das Bett und verrichten komplizierte Handlungen, für die beim Erwachen die Erinnerung geschwunden ist. Sie können durch energisches Ansprechen aufgeweckt werden. Nicht erschrecken (Verletzungsgefahr)!

Wann soll man zum Psychotherapeuten?

In hartnäckigen Fällen.

Homöopathische Behandlung

Nachtwandeln deutlich abhängig vom Mond.
Bei Neumond.
Causticum D 12, morgens und abends 5 Kügelchen.
Bei Vollmond.
Calcium carbonicum D 12, morgens und abends 5 Kügelchen.
Bei zunehmendem Mond.
Thuja D 12, morgens und abends 5 Kügelchen.

Lebhafter Geist, helle Farben. Neigung zum Aufschreien im Schlaf und lebhaften Angstträumen.
Belladonna D 30, vor dem Schlafen 5 Kügelchen.

Eifersüchtig, mißtrauisch. Passiver als Menschen, für die Belladonna paßt; eher blaß.
Hyoscyamus D 30, abends 5 Kügelchen.

Gewalttätig, aggressiv am Tag. Rot, aggressiv, gereizt.
Stramonium D 30, abends 5 Kügelchen.

Ewig in Unruhe, Zappelphilipp. Nervös, abgespannt mit nervöser Unruhe.
Zincum metallicum D 30, abends 5 Kügelchen.

Zusätzliche Maßnahmen

– Leichte Abendmahlzeiten.
– Vermeiden aufregender Lektüre bzw. Fernsehsendungen
– Abends kühler Leibwickel.

Nackenschmerz → Muskelrheumatismus, → Wirbelsäulenrheumatismus

Nasenbluten

Nasenbluten ist eine Art natürlicher Aderlaß mit Blutung aus einer Nasenvene.

Wann soll man zum Arzt?

Wenn die Blutung nicht zum Stehen kommt.

Homöopathische Behandlung

Hauptmittel. Sensible, phantasievolle, zarte Menschen.
Phosphorus D 12, morgens 5 Tropfen.

Lebhafte Naturen. Ursächlich ist oft das Herz (blutet aus dem linken Nasenloch).
Ferrum phosphoricum D 12, morgens 5 Kügelchen.

Hellrotes Blut. Mehr arterielle Blutung.
Belladonna D 12, morgens 5 Kügelchen.

Dunkle Blutung.
Hamamelis D 3, morgens 5 Kügelchen oder Tropfen.

Durch Nasenbohren ausgelöst. Das Nasenbohren wird oft durch Krusten und Borken in der Nase veranlaßt.
Arnica D 12, morgens 5 Kügelchen.

Nasenbohren, Würmer. Das Nasenjucken hängt vielfach mit Wurmbefall zusammen.
Cina D 6, morgens 5 Kügelchen.

Zusätzliche Maßnahmen

- Den Patienten flach lagern und kalte Kompressen in den Nacken legen. Keineswegs über dem Ausguß sitzen und das Blut dort hineintropfen lassen.

Nasennebenhöhlen- erkrankung

Stirnhöhlen oder Kieferhöhlen können chronisch entzündet oder vereitert sein.

Wann soll man zum Arzt?

Wenn die Schmerzen zu stark werden; wenn Fieber auftritt; wenn der Abfluß des Sekrets oder Eiters durch die Nase infolge Verstopfung nicht mehr möglich ist. Chronische, oft schon mehrfach operierte Nasennebenhöhlenentzündungen kann man mit Homöopathie bessern.

Homöopathische Behandlung

Hauptmittel. Verschlimmerung nachts; Ruhe und Kälte bessern. Paßt für schleimige und eitrige Entzündungen.
Cinnabaris D4, 3 × täglich 1 Tablette.

Bei verstopftem Abfluß. Empfindlich gegen Luftzug. Bringt die Schleimhaut manchmal zur Abschwellung und den Abfluß wieder in Gang. Große Erleichterung!
Hepar sulfuris D6, 3 × täglich 1 Tablette.

Dickflüssiges Sekret, meist zäh. Verflüssigung durch
Hydrastis D4, 3 × täglich 5 Tropfen.

Chronische Fälle. Wetterempfindliche Patienten; es sind schon viele Entzündungen abgelaufen; die Nebenhöhlenschleimhaut ist im Röntgenbild verdickt. Eiter wird abgesondert. Der Patient ist sehr kälteempfindlich. Die Nasenabsonderung hat einen üblen Geruch.
Silicea D6, morgens und abends 1 Tablette.

Neuralgie → Gesichtsschmerz

Nierenkolik siehe auch → Blasenstörungen

Ein Nierenstein oder auch Nierengrieß kann in der Niere, im Harnleiter oder vor der Einmündung des Harnleiters in die Blase zu einer qualvollen Kolik führen. Selten kommen Koliken nur aufgrund von Verkrampfungen vor. Entzündungen der ableitenden Harnwege: siehe → Blasenstörungen.

Wann soll man zum Arzt?

Bei Fieber; bei Schüttelfrost; wenn der Schmerz nach 24 Stunden Eigenbehandlung nicht aufhört.
Die Niere verträgt eine Abflußstauung nur begrenzte Zeit.

Homöopathische Behandlung

Hauptmittel.
Bewährtes Mittel.
Hernaria D4, alle Viertelstunde 5 Tropfen.
Patient will die Nierengegend strecken, d. h. sich nach vorne beugen; Wärme bessert, Berührung verschlimmert.
Belladonna D30, alle halbe Stunde 5 Tropfen.

Patient will die Nierengegend zusammenkrümmen, d. h. sich nach rückwärts beugen. Druck bessert, Wärme bessert.
Magnesium phosphoricum D4, alle halbe Stunde 1 Tablette.

Chronische Stein-Eiterniere. Paßt, wenn schon viele Untersuchungen gemacht und die Operation abgelehnt wurde. Das Mittel über lange Zeit geben. Der Hauptreiz sitzt in der Höhe des 4. Lendenwirbels (Nierenwirbel).
Pichi-Pichi D4, 4 × täglich 5 Tropfen.
Neuer Name: *Fabiana D4.*

Immer wiederkehrende Steinbildung. Das Steinchen auffangen und daraus ein Pulver D6 herstellen lassen. Beim Apotheker fragen, wer für die Herstellung in Frage kommt.

Zusätzliche Maßnahmen

– Eventuell ist wegen der starken Schmerzen und zur Krampflockerung zu Beginn der Behandlung ein Schmerzzäpfchen notwendig.
– Reichlich warme Flüssigkeit trinken, um durchzuspülen.
– Auf dem Bein der betroffenen Körperseite treppab hüpfen, um den Stein zum Durchtritt zu bewegen.
– Nierensteinbad: Der ganze Körper ist in der Badewanne durch das warme Wasser entspannt. Dabei wird so viel Flüssigkeit wie irgend möglich getrunken. Der Patient läßt den Urin in die Badewanne, wobei der Stein in der Entspannung manchmal mit abgeht.

Ohnmacht (Bewußtlosigkeit) siehe auch → Blutdruck, niedriger; → Herzklopfen, → Schwindel

Ohnmacht ist ein Bewußtseinsverlust, meist durch Mangeldurchblutung des Gehirns. Natürlich können sich auch andere Krankheiten dahinter verbergen.

Wann soll man zum Arzt?

Wenn der Patient nach zwei bis drei Minuten nicht wieder erwacht. Behandlung bis zum Arztbesuch fortsetzen.

Homöopathische Behandlung

Hauptmittel. Blasses Aussehen, kalter Schweiß auf der Stirn, manchmal Durchfall.
Veratrum album D6, mehrmals täglich 5 Tropfen auf die Zunge tropfen. Unverdünnt, also ohne Wasser, geben! Das Mittel wird durch die Zunge aufgesaugt.

Am raschesten wirkendes Mittel. Sehr viel Übelkeit, Schwindel, plötzliche Ohnmacht. (Vergleiche das Eigenerlebnis bei der ersten Zigarette!)
Tabacum D6, alle 2–3 Minuten 5 Tropfen auf die Zunge.

Ohnmachtsneigung bei alten Menschen. Es handelt sich meist um zarte, etwas blasse ältere Damen oder Herren, die im Zusammenhang mit den Altersstörungen leicht das Bewußtsein verlieren.
Carbo vegetabilis D12.
Im akuten Zustand alle 5 Minuten 5 Tropfen auf die Zunge. Bei chronischer Neigung morgens und abends 5 Tropfen.

Niedriger Blutdruck mit Schwindel. Paßt bei niedrigem Blutdruck und Neigung zu Schwindel, der bis zur Ohnmacht geht.

Cocculus D 6.
Im akuten Zustand alle 3–4 Minuten 5 Tropfen auf die Zunge. Bei chronischer Veranlagung morgens und abends 5 Tropfen.

Ohnmacht in den Wechseljahren. Hitze und Schweißausbrüche können bis zur Ohnmacht führen.

Lachesis D 12. Akut alle 3 Minuten 5 Tropfen auf die Zunge. Bei chronischen Zuständen 2 × täglich 5 Tropfen.

Zusätzliche Maßnahmen

– Flach auf den Boden legen, auch den Kopf. Kragen und Krawatte öffnen.
– Vor Wärmeverlust schützen. Schläfen, Puls und Herzgegend mit anregenden Mitteln wie Kölnisch Wasser einreiben.
– Eventuell die Beine hochlagern, damit das Blut in den Kopf strömt.

Ohrentzündung (Otitis)

Eine Ohrentzündung kann sich im äußeren Gehörgang, in den meisten Fällen jedoch im Mittelohr als katarrhalische Entzündung oder als eitrige Entzündung abspielen.

Wann soll man zum Arzt?

Wenn die Schmerzen zu stark werden; wenn hohes Fieber auftritt. Wenn man durch allgemeine Maßnahmen, im Zusammenhang mit einem eventuell bestehenden Infekt, nach einem Tag keine Besserung erreicht.

Homöopathische Behandlung

Gehörgangsentzündung. Übelriechende Absonderung, gelbe Krusten, empfindlich gegen Kälte und Wasser.

Silicea D 4, 3 × täglich 1 Tablette.

Akute Mittelohrentzündung. Plötzlicher Beginn, klopfender Schmerz, äußerst berührungsempfindlich.

Belladonna D 30, stündlich 5 Tropfen oder Kügelchen.
Bewährt bei fieberhafter Mittelohrentzündung.

Ferrum phosphoricum D 6, 4 × täglich 1 Tablette.
Eventuell können die beiden Mittel stündlich im Wechsel gegeben werden.

Chronischer Ohrfluß. Oft schon jahrelang bestehende Mittelohrentzündungen mit zerstörenden Folgen und dauerndem eitrigem, übelriechendem Ohrfluß. Die Entzündungsvorgänge können mit Geduld zum Abklingen gebracht werden.

Hepar sulfuris D 6, 3 × täglich 1 Tablette.

Altersschwerhörigkeit (Otosklerose). Das Mittel hat Beziehung zum Knochenprozeß, der bei Sklerose die Gehörgänge bedrängt; es hat auch Beziehung zur Sklerosierung der Ohrgefäße (Altersschwerhörigkeit).

Phosphorus D 12, morgens und abends 5 Tropfen.

Tubenkatarrh. Das Ohr fällt zu. Beim Schlucken ist das Gehör eine Zeitlang besser. Das Mittel heilt den Tubenkatarrh bei geduldiger Anwendung.

Kalium muriaticum D 6, 2 × täglich 1 Tablette.

Zusätzliche Maßnahmen

– Alle akuten Ohrprozesse sprechen gut auf Wechselfußbäder an (Ableitung).
– Chronische Ohrprozesse mit Schwerhörigkeit oder dauernder Absonderung, auch Ohrgeräusche werden oft besser durch ein Kantharidenpflaster über dem Warzenfortsatz. Die Anwendung muß man sich zeigen lassen.

Operation → Wunden

Pilzekzem → Fußpilz

Pollenallergie → Allergie, → Heuschnupfen

Prostataerkrankungen (Erkrankungen der Vorsteherdrüse)

siehe auch → Harnverhaltung

Hier wird nur die Vergrößerung der Vorsteherdrüse besprochen, die den Anfang der männlichen Harnröhre umgibt. Als Begleiterscheinung des normalen Alterungsprozesses beginnt diese bei fast allen Männern im Alter von 40–45 Jahren.

Wann soll man zum Arzt?

Bei Beeinträchtigung der normalen Harnentleerung (häufiger Harndrang; verzögerter Beginn des Harnflusses; Verringerung von Dicke und Stärke des Harnstrahls; Harnträufeln vor und nach dem Harnlassen; Brennen beim Harnlassen; Unmöglichkeit der Bla-senentleerung; Blutung beim Harnlassen). Die vergrößerte Vorsteherdrüse führt durch Einengung des Blasenausgangs zu Schwierigkeiten beim Harnlassen, da die Harnröhre mitten durch die Prostata führt und leicht gestaut wird. Es kann sich dort jedoch auch ein Krebs entwickeln. Nicht selten bedarf die vergrößerte Prostata noch keiner Operation. Durch homöopathische Mittel kann man eine Hormonbehandlung vermeiden.

Homöopathische Behandlung

Bewährt als »homöopathischer Katheter«.
Sabal D 2, 3 × täglich 5 Tropfen.

Bewährt im Anschluß an einen Dauerkatheter.
Populus D 2, 3 × täglich 5 Tropfen.

Ältere Patienten, kalt, mißmutig.
Conium D 6, 3 × täglich 5 Tropfen.

Jüngere, nervöse Patienten mit Prostatabeschwerden und Sexualproblemen.
Selen D 6, 2 × täglich 1 Tablette.

Entzündung der Prostata. Bei ausgesprochenen Entzündungserscheinungen und Schmerzen kann dieses Mittel hinzugefügt werden.
Ferrum phosphoricum D 6, 3 × täglich 1 Tablette.

Zusätzliche Maßnahmen

– Bewährt sind Pflanzenhormone (Sitosterin). Diese können in der Apotheke gekauft werden, so etwa Harzol oder andere Präparate, und müssen längere Zeit eingenommen werden.
– Getreidekeime sind zu empfehlen, beispielsweise im Müsli. Dabei wirkt auch Vitamin E. Vitamin E kann ebenfalls zusätzlich genommen werden.

Prüfungsangst (Lampenfieber)

Durch bevorstehende Ereignisse können das allgemeine Nervensystem, das Herz oder der Darm erregt werden.

Wann soll man zum Arzt?

Nur bei extremen Störungen. Die Homöopathie hat meist gute Erfolge.

Homöopathische Behandlung

Herzklopfen vor Prüfungen.
Strophantus D 3, am Abend und am Morgen vor der Prüfung 5 Kügelchen.

Kopfschmerz und Zittern vor Prüfungen.
Gelsemium D 12, am Abend und vor der Prüfung 5 Kügelchen.

Darmstörung und Durchfall vor der Prüfung. Paßt auch gut bei nervösen Störungen vor der Fahrstunde oder Fahrschulprüfung.
Argentum nitricum D 12, am Abend und vor der Prüfung 5 Kügelchen.

Verwirrung, Angst und Zittern während der Prüfung. Bewährt bei Blässe, Schwitzen, Zittern, Angst: Alles Gelernte ist weg.
Argentum nitricum D 12, am Abend und vor der Prüfung 5 Kügelchen.

Zusätzliche Maßnahmen

– Erlernen des Autogenen Trainings.
– Erlernen einer Yogamethode zur Selbstentspannung.

Rachenkatarrh (Pharyngitis) siehe auch → Halsentzündung, → Grippe

Rachenkatarrh ist eine Schleimhautentzündung der Rachenhinterwand. Diese kann ganz oder gefleckt rot sein, mehr schleimig oder mehr trocken. Die Entzündung der Rachenschleimhaut steht im Vordergrund, nicht die der Mandeln. (Eventuell tritt der Rachenkatarrh nach operativer Entfernung der Mandeln auf.) Er wird begleitet von Schmerzen hinten im Hals, Schluckbeschwerden, Fieber, oft auch von einem allgemeinen Krankheitsgefühl.

Wann soll man zum Arzt?

Wenn die Schmerzen zu stark werden; wenn das Fieber nicht weichen will. Meist genügen die homöopathischen Mittel.

Homöopathische Behandlung

Akuter Rachenkatarrh. Plötzlicher Beginn. Schmerzen beim Schlucken. Die Rachenschleimhaut sieht rot und trocken aus.
Belladonna D 6, 5 × täglich 5 Tropfen.

Chronischer Rachenkatarrh. Erkältungsneigung im Rachen. Dauerndes Räuspern. Oft finden sich rote, wärzchenartige Gebilde auf der Rachenschleimhaut.
Lycopodium D 6, 3 × täglich 5 Tropfen.

Rachenkatarrh im Rahmen einer Grippe. Sogenannte Halsgrippe. Neben Erscheinungen des Rachenkatarrhs Heiserkeit, Husten, manchmal Schnupfen und Fieber.
Causticum D 6, 5 × täglich 5 Tropfen.

Zusätzliche Maßnahmen

– Gurgeln mit heißem Salbeitee, Thymiantee oder Salviathymol-Lösung. Obwohl es schwierig ist, sollte das Gurgelwasser die entzündeten Stellen umspülen.
– Feuchtwarme Umschläge um den Hals. Mit einem wollenen Tuch abdecken.
– Bei stärkeren Schmerzen angerührte Heilerdeauflagen auf den Hals, auch Quarkauflagen. Erst abnehmen, wenn diese trocken sind.

Regelstörungen → Menses

Reisekrankheit, Seekrankheit, Fahrkrankheit (Kinetose)

Reisekrankheit ist eine Störung des vegetativen Nervensystems beim Autofahren, Zugfahren, Schiffahren oder Fliegen mit Übelkeit, Erbrechen oder Kreislaufkollaps.

Wann soll man zum Arzt?

Nur in extremen Fällen. Meist genügt die homöopathische Behandlung.

Homöopathische Behandlung

Hauptmittel.
Das Mittel ist bewährt und hilft in etwa der Hälfte der Fälle. Geistige Tätigkeit beim Fahren, zum Beispiel Lesen oder Bücherbetrachten, verschlechtert den Zustand oft.
Cocculus D6, am Abend vor der Reise 5 Kügelchen, während der Reise alle Stunde 5 Kügelchen lutschen.

Beim Anhalten des Zuges oder Wagens ist die Krankheit vorbei.
Petroleum D6, am Abend vor der Reise 5 Kügelchen, während der Reise alle Stunde 5 Kügelchen lutschen.

Sterbensübel.
Der Patient fühlt sich sterbenselend, er muß erbrechen. Essen verschlechtert.
Tabacum D6, am Abend vor der Reise 5 Kügelchen, während der Reise alle Stunde 5 Kügelchen lutschen.
Der Patient muß die ganze Zeit eine Kleinigkeit essen, dann kann die Übelkeit vermieden werden. (Wirkung entgegengesetzt wie bei Tabacum!)
Mandragora e radice D6, am Abend vor der Reise 5 Kügelchen, während der Reise alle Stunde 5 Kügelchen lutschen.

Angst und Übelkeit im Aufzug.
Die Bewegung nach oben bzw. unten wirkt mit der Enge des Raumes und dem Gefühl des Eingesperrtseins zusammen.
Argentum nitricum D12, jeden Abend 5 Kügelchen.
Die Übelkeit tritt speziell beim Abwärtsfahren des Lifts oder bei der Landebewegung des Flugzeugs auf.
Borax D3, abends 5 Kügelchen.

Rhythmusstörungen des Herzens → Herzklopfen

Rippenfellreizung (Pleura) → Bruststiche

Röteln → Masern

Die Mittel sind ähnlich.

Scharlach

Scharlach ist eine ansteckende Krankheit des Kindesalters, die von bestimmten Streptokokken hervorgerufen wird. Kommt heute seltener vor; der Verlauf ist milder.
Beginn mit Fieber, Angina mit Zungenbelag und Halsschmerzen, Kopfschmerzen, Erbrechen, manchmal auch Bauchschmerzen und Schwellung der Halslymphknoten. Innerhalb von 18 bis 48 Stunden erscheint am Körper ein Hautausschlag (meist sind Gesicht, Handflächen und Fußsohlen frei, Druckstellen und Hautfalten am stärksten betroffen). Das Gesicht ist hochrot. Der Ausschlag besteht aus leicht erhabenen Fleckchen und fühlt sich sandpapierartig an.

Wann soll man zum Arzt?

Wenn die Krankheit ausnahmsweise schwer verläuft oder das Fieber zu hoch steigt (Temperatur über 39°).

Homöopathische Behandlung

Hauptmittel. Plötzlicher Beginn, deutlicher Schweiß. Der Ausschlag ist intensiv scharlachrot. Im Hals findet sich die typische Scharlachangina. Umfassendes Mittel.
Belladonna D 12, 5 × täglich 5 Tropfen.

Blaßroter Ausschlag. Akute Entzündung mit Schwellung. Schmerzen im Hals stechend. Wenig Durst. Verlangen nach Abkühlung.

Apis D 4, 5 × täglich 5 Tropfen. Zu Beginn kann man Belladonna D 12 und Apis D 4, stündlich im Wechsel 5 Tropfen, geben.

Mild verlaufender Scharlach. Durch die Milde der Infektion oder nach durchgeführter Scharlachimpfung kann Scharlach sehr leicht verlaufen. Routinemittel, fördert die Abheilung und die Ausscheidung der Giftstoffe.
Pulsatilla D 6, 4 × täglich 5 Kügelchen.

Länger dauerndes Fieber. Das Kind ist munter und kaum im Bett zu halten. Das Fieber wird mild gesenkt.
Ferrum phosphoricum D 6, 5 × täglich 1 Tablette lutschen.

Was ist zu beachten?

Zwei bis drei Wochen nach Auftreten des Hautausschlags beginnt sich die Haut des Patienten zu schälen. Meist kann Scharlach in häuslicher Isolierung (sieben Tage lang) behandelt werden. Erholungszeit 1–2 Wochen. Komplikationen selten. Die Allopathie gibt routinemäßig Penicillin.

Zusätzliche Maßnahmen

– Der Scharlachausschlag soll kräftig herauskommen. Förderung durch ein in Salzwasser getauchtes Hemd, direkt auf die Haut angezogen.
– Den Ausschlag nicht durch Wickel oder Salben vertreiben! Viel trinken. Bei juckendem Ausschlag hat sich Johanniskrautöl bewährt.

Schilddrüsen-erkrankungen

siehe auch → Kropf

Hier werden die Schilddrüsenüber-funktionen leichterer Art abgehandelt. Bei Schilddrüsenüberfunktion kann es durch Vergrößerung und übermäßige Hormonausschüttung der Schilddrüse zu Gewichtsverlust, Schlaflosigkeit, Nervosität, Reizbarkeit, Haarausfall und Schwitzen, schließlich zur Herz-schädigung mit Augenveränderungen kommen.

Wann soll man zum Arzt?

Wenn Gewichtsabnahme und Nervosi-tät zu stark werden. In den Anfangs-stadien kann ein homöopathischer Be-handlungsversuch gemacht werden.

Homöopathische Behandlung

Hauptmittel. Appetitverlust, Nervosi-tät, Reizbarkeit, Haarausfall, Schlaf-störung lassen sich durch das bewähr-te Mittel oftmals bessern.
Chininum arsenicosum D 5,
3 × täglich 5–10 Tropfen oder
3 × täglich 1 Tablette.

Herzerregung. Die Pflanze beruhigt Herz, Puls, Angst und psychische Un-ruhe.
Lycopus D 4, 3 × täglich
7 Tropfen.

Abmagerung. Das Efeu hilft verfrore-nen Menschen, die trotz reichlich Ap-petits abmagern.
Hedera D 4, 3 × täglich 5 Tropfen.

Übergewissenhaft, nervös. Gereizte, tränenreiche Patienten mit großem Durst und Salzverlangen. Berufliche Überanstrengung.
Natrium muriaticum D 12,
2 × täglich 5 Tropfen.

Schilddrüsenvergrößerung. Schild-drüsenvergrößerung mit Überfunk-tion. Besserung durch Essen. Störung der Bauchspeicheldrüse. Hast und Un-ruhe.
Calcium fluoratum D 6, morgens und abends 1 Tablette lutschen.

Zusätzliche Maßnahmen

– Vermeiden von Fleisch und tieri-schem Eiweiß (regt die Schilddrü-se an).
– Vermeiden von Reizmitteln wie Kaffee und Alkohol.
– Kühlende Auflagen mit Quark oder angerührter Heilerde auf die Schilddrüse.
– Entspannungsübungen wie Auto-genes Training.

Schlafstörungen

Der Schlaf ist für die körperliche und seelische Gesundheit notwendig. An-haltende Schlafstörungen können ein ernstes Krankheitszeichen sein.

Wann soll man zum Arzt?

Wenn bei Tag die Müdigkeit überhand nimmt oder sich Erschöpfung und De-pression zeigen. Bei leichten Störun-gen genügt die homöopathische Be-handlung.

Homöopathische Behandlung

Geschäftssorgen. Das Abschalten ge-lingt nicht. Die Geschäftsgedanken drängen sich immer wieder in den Vor-dergrund und stören den Schlaf.
Ambra D 4, vor dem Einschlafen und beim Aufwachen nachts 5 Tropfen.

Hellwach im Bett. Das Mittel heilt die durch den Kaffeegenuß angeregte lebhafte Gedankentätigkeit bei einer Schlafstörung.

Coffea D 4 oder *D 12,* vor dem Schlafengehen und nachts 5 Tropfen (Coffea D 4 bei Kaffee-Unempfindlichen, Coffea D 12 bei Kaffee-Empfindlichen).

Nervenschwäche. Bei allgemeiner nervlicher Schwäche und Erschöpfung können manche Patienten nicht schlafen. Hier paßt Avena (Hafer).

Avena D 4, vor dem Schlafengehen und beim Aufwachen nachts 10 Tropfen.

Schlafgestörte Kinder. Unleidliche Stimmung, das Kind schreit zornig, es will umhergetragen werden. Manchmal sind Zahnstörungen die Ursache.

Chamomilla D 12, vor dem Schlafen und nachts mehrfach 5 Kügelchen.

Erwachen zwischen zwei und drei Uhr nachts. Die Umschaltung von der Nacht in den Tag beginnt um drei Uhr. Manche Menschen haben damit Schwierigkeiten. Kalium braucht einige Zeit, bis es hilft.

Kalium carbonicum D 12, abends und beim Erwachen 5 Tropfen.

Schnupfen siehe auch → Erkältung, → Grippe, → Heuschnupfen, → Rachenkatarrh

Schnupfen ist ein akuter Infekt mit Entzündung der Nasen- und Rachenschleimhaut, verursacht durch Viren, deshalb ansteckend. Außerdem gibt es den allergischen Schnupfen.

Wann soll man zum Arzt?

Im allgemeinen ist kein Arztbesuch erforderlich.

Homöopathische Behandlung

Säuglingsschnupfen. Die verstopfte Säuglingsnase ist, speziell bei Nacht, als richtige Krankheit zu betrachten, da der Säugling auf die Nasenatmung angewiesen ist.

Sambucus D 4, alle 2 Stunden 2 Kügelchen in die Tasche hinter der Unterlippe legen.

Hauptmittel. Nasensekret scharf, Augensekret mild, starker Niesreiz, Schnupfen besser in frischer Luft.

Cepa D 4, alle 2 Stunden 5 Tropfen auf die Zunge.

Nasensekret mild, Tränenfluß scharf.

Euphrasia D 4, alle 2 Stunden 5 Tropfen auf die Zunge.

Chronischer Schnupfen mit Polypen. Sekret grünlich und eitrig. Immer wiederkehrende Polypenbildung in der Nase. Allgemeine Erkältlichkeit.

Thuja D 4, 3–5 × täglich 5 Tropfen innerlich.

Chronischer Schnupfen ohne Polypen. Absonderung mild, gelb, rahmig, eitrig. Besser in frischer Luft.

Pulsatilla D 4, 5 × täglich 5 Tropfen auf die Zunge.

Chronischer Schnupfen mit Nebenhöhlenbeteiligung. Chronische eitrige Nasenabsonderung, empfindlich gegen Luftzug, »verschnupft«.

Hepar sulfuris D 4, 4 × täglich 1 Tablette im Mund zergehen lassen.

Zusätzliche Maßnahmen

– Vermeiden von Butter, Milch und Zucker.
– Fußwechselbäder.
– Keine Nasensprays. Eventuell Euphorbium-Spray.
– Die Ausscheidung des Körpers nicht behindern!

Schulterrheuma

siehe auch → Gelenkentzündung, → Gelenkrheuma

Homöopathische Behandlung

Schulterrheuma rechts.
Nächtliche Verschlimmerung, Patient muß aus dem Bett aufstehen und sich bewegen. Rechte Seite bevorzugt.
Ferrum metallicum D 6,
3 × täglich 1 Tablette.
Die rechte Schulter schmerzt besonders beim Heben des Armes.
Sanguinaria D 4, 3 × täglich 7 Tropfen.

Schulterrheuma links. Rheumatische Erkrankung. Stoffwechselstörung.
Sulfur D 6, 3 × täglich 1 Tablette.

Zusätzliche Maßnahmen

– Einreiben mit Ferrum-phosphoricum-Salbe, speziell abends und nachts.
– Im akuten Zustand warme Anwendung oder Eisbeutel. Schonung.
– Ist der akute Zustand abgeklungen, energische Nachbehandlung, um Versteifung zu vermeiden.
– Weidenrindentee täglich nüchtern trinken, um die Ablagerungen im Schultergelenk auszuscheiden.

Schwäche (Erschöpfung)

Erschöpfende Krankheiten, Blutverlust, Überanstrengung, Alter, schwere seelische Belastung, beispielsweise auch Schule, können zu Schwäche, Erschöpfung und Müdigkeit führen.

Wann soll man zum Arzt?

Wenn Schwäche und Erschöpfung bei Anwendung einfacher, natürlicher Mittel nicht weichen wollen. Hinter solchen Symptomen kann sich der Beginn einer ernsten Krankheit verbergen.

Homöopathische Behandlung

Hauptmittel. Schlechter Appetit, Schwitzen, Schwäche, speziell nach erschöpfenden Krankheiten.
Chininum arsenicosum D 4,
3 × täglich 7 Tropfen vor dem Essen.

Schwäche, Erschöpfung in der Jugend. Die Kinder sind lahm, maulfaul, wollen sich immer hinlegen und nicht lernen. Oft in Wachstumsphasen. Bewährt bei Wachstumsschmerzen in den langen Röhrenknochen. Das Mittel muß längere Zeit gegeben werden.
Acidum phosphoricum D 6,
3 × täglich 10 Tropfen.

Schwäche und Zittern im Alter.
Verfrorene ältere Menschen, lähmig und schwach, zittrig, vergeßlich.
Conium D 6, 3 × täglich 7 Tropfen.

Schwäche nach Blutverlust. Unfall, erschöpfende Regelblutung, erschöpfende Magen-Darm-Blutung; Appetitlosigkeit, Reizbarkeit und Überempfindlichkeit, Schweißneigung.
China D 6, 3 × täglich 5 Tropfen.

Zusätzliche Maßnahmen

- Bewegung in frischer Luft, Aufmunterung, Anregung, nachdem die erschöpfende Krankheit schon überwunden ist.
- »Tapetenwechsel«, Urlaub, neue Umgebung, wenn ein schwerwiegendes Ereignis, zum Beispiel Personenverlust, zu überwinden ist.
- Aufbauende Mittel, wie Pflanzensäfte aus dem Reformhaus, wenn Erschöpfung und Schwäche vom Körperlichen her überwunden werden sollen.

Schweißneigung

Schweißneigung ist vielfach ein Zeichen labiler (schwankender) Kreislaufverhältnisse, meist vegetativ-nervlich bedingt und manchmal durch versteckte Krankheiten hervorgerufen. Auch in Entwicklungsphasen oder in den Wechseljahren.

Wann soll man zum Arzt?

Wenn die Vermutung einer ernsthaften Krankheit entsteht. Zuerst soll die homöopathische Behandlung versucht werden.

Homöopathische Behandlung

Schweiß durch Schwäche. Schweiß speziell am Rücken; Schwitzen beim Zudecken; nach erschöpfenden Krankheiten oder Lebensperioden.
China D 6, 3 × täglich 5 Tropfen.

Schwitzen durch Kreislaufschwäche. Kalter Schweiß, kreislaufbedingt, plötzlich auftretend, oft mit Schwindel und Übelkeit verknüpft.
Tabacum D 6, 3 × 5 Tropfen oder 3 × 5 Kügelchen.

Hinterkopfschweiß beim Kind. Begleiterscheinung der Rachitis. Manchmal konstitutionell bedingt. Das Mittel wirkt, länger gegeben, zuverlässig.
Calcium carbonicum D 12, morgens und abends 5 Kügelchen.

Nervöser Schweiß, speziell der Handflächen. Wirkt besonders bei aufregenden Situationen, Prüfungen in der Schule, Lampenfieber.
Strophantus D 3, 2 × täglich 5 Kügelchen (vor der belastenden Situation).

Schweiß im Schlaf. Bewährt bei kaltem Schwitzen, speziell im Schlaf; meist kreislaufbedingt.
Aranea ixobola D 6, abends und nachts 5 Tropfen.

Schwitzen in den Wechseljahren. Klimakterische Situation, Schwitzen verbunden mit Hitzewallungen und Schweißausbruch. In Pausen, aber insgesamt längere Zeit geben.
Lachesis D 12, morgens und abends 5 Tropfen auf die Zunge.

Übelriechender Fußschweiß. Tritt besonders in der Pubertät, aber auch beim alten Menschen auf. Muß sorgfältig behandelt werden.
Silicea D 6, morgens und abends 1 Tablette lutschen.

Zusätzliche Maßnahmen

- Schweiße nicht durch Sprays oder andere schweißunterdrückende Maßnahmen vertreiben.
- Schweiße geduldig behandeln.
- Sorgfältige Hygiene, häufiger Wäschewechsel.
- Bei nervös bedingten Schweißen Entspannungsmaßnahmen wie Autogenes Training oder ähnliches.

Schwindel siehe auch → Lähmungen, zentrale

Schwindel ist eine Störung des Gleichgewichtssinnes im inneren Ohr, die von den Augen, dem Ohr oder von Durchblutungsstörungen ausgelöst wird.

Wann soll man zum Arzt?

Bei plötzlichen schweren Anfällen von Drehschwindel mit Ohrensausen und Schwerhörigkeit (Ménière-Krankheit); wenn der Schwindel zu- statt abnimmt.

Homöopathische Behandlung

Hauptmittel. Drehschwindel, Schwindel im Stehen, nervöser Schwindel. Schwindel mit Übelkeit beim Autofahren. Versuch bei Ménière, wenn die Krankheit sorgfältig festgestellt wurde.
Cocculus D 6, 3 × täglich 5 Tropfen.

Gefäßbedingter Schwindel. Schwindel im Dunkeln, Schwindel beim Auf- oder Abwärtssehen. Schwindel mit Angst. Schwindel bei Witterungseinflüssen.
Phosphorus D 12, 2 × täglich 5 Tropfen.

Hochhausschwindel. »Hochhaussyndrom«, kann nicht in die Tiefe schauen. Schwindel beim Augenschließen. Schwindel mit Fallneigung.
Argentum nitricum D 12, morgens 5 Tropfen.

Akuter Schwindel. Schwindel mit Übelkeit. Schwindel beim Autofahren (blaß). Schwindel im Stehen. Versuch bei Ménière-Schwindel, bei dem oft nicht geholfen werden kann.
Tabacum D 6, mehrfach 5 Kügelchen.

Schwindel nach Kopfverletzung. Schwindel nach Gehirnerschütterung, nach Schlaganfall. Schwindel beim alten Menschen mit rotem Gesicht. Schwindel im Stehen. Versuch bei Ménière.
Arnica D 4, 3 × täglich 5 Tropfen.

Altersschwindel. Altersschwindel, speziell im Bett, beim Drehen im Bett, im Liegen. Schwindel bei Sklerose mit Schwäche und Zittern.
Conium D 6, 2 × täglich 5 Tropfen.

Zusätzliche Maßnahmen

– Homöopathie ist die Hauptbehandlung. Allopathische Mittel oft nicht unbedenklich.
– In hartnäckigen Fällen kann Akupunktur versucht werden.

Sodbrennen siehe auch → Erbrechen, → Gastritis

Sodbrennen ist ein brennendes, auch schmerzhaftes Gefühl, das vom Magen über die Speiseröhre bis in den Rachen aufsteigt. Zuviel oder zuwenig Magensäure kann der Grund sein. Auch manche Speisen, zu stark gewürztes, reichliches oder hastiges Essen, Alkoholgenuß.

Wann soll man zum Arzt?

In hartnäckigen Fällen. Meist genügt die homöopathische Behandlung.

Homöopathische Behandlung

Hauptmittel.
Saures Aufstoßen, Sodbrennen, Magenschmerzen, Verlangen nach Reizmitteln und schlechte Verträglichkeit.

> *Nux vomica D 6,* 2 × täglich
> 5 Tropfen.

Jede Aufregung, jedes Essen ruft langanhaltendes Sodbrennen hervor.

> *Robinia D 6,* 3 × täglich 5 Tropfen.

Nach fetten, süßen Speisen. Das Mittel kann in bewährter Weise umstimmen.

> *Natrium phosphoricum D 6,*
> 2 × täglich 1 Tablette.

Aufstoßen und Sodbrennen. Das Sodbrennen ist oft mit Aufstoßen verknüpft. Aufstoßen erleichtert.

> *Carbo vegetabilis D 6,* 2 × täglich
> 1 Tablette.

Zusätzliche Maßnahmen

– Roher Kartoffelsaft. Aus einer rohen Kartoffel wird mit Hilfe einer Glasreibe ein Brei gemacht, den man auspreßt. Auch elektrische Entsafter lassen sich verwenden (die Kartoffel soll jedoch nicht mit Metall in Kontakt kommen). An drei aufeinanderfolgenden Tagen wird morgens ein Schnapsgläschen voll frisch gepreßtem Kartoffelsaft getrunken. Durch diesen alkalisierenden Trunk ist meist eine anhaltende Besserung zu erreichen.

– Säurebindende Mittel nicht über längere Zeit einnehmen. Sie neutralisieren zwar die vorhandene Säure und schützen die Magenschleimhaut. Manchmal ist allerdings die Folge, daß noch mehr Säure gebildet wird und man die Arzneimittel dauernd nehmen muß.

Sonnenbrand, Sonnenstich

Eine Überdosis von Sonnenstrahlen (je nach Empfindlichkeit der Haut sehr verschieden) führt zu einer Hautentzündung, eventuell mit Allgemeinreaktionen wie Fieber und Hautreizung.

Wann soll man zum Arzt?

Wenn nach einigen Stunden keine deutliche Besserung eintritt. Wenn das Fieber steigt. Wenn Verwirrungszustände (Delirien) auftreten.

Homöopathische Behandlung

Hauptmittel. Akuter Beginn mit deutlicher oberflächlicher Hautrötung, Fieber und Berührungsempfindlichkeit (Verbrennung 1. Grades).

> *Belladonna D 12,*
> anfangs alle 10 Minuten 5 Tropfen
> auf die Zunge, später 5 × täglich
> 5 Tropfen.

Blasenbildung. Blasenbildung, eventuell Absonderung von Gewebeflüssigkeit (Verbrennung 2. Grades) mit heftigen stechenden Schmerzen. Arzt holen.

> *Cantharis D 6,* stündlich 5 Tropfen
> auf die Zunge.

Rötung und Schwellung. Blasse Rötung mit Schwellung der Haut, stechende Schmerzen, Berührungsempfindlichkeit. Hirnhautreizung möglich.

> *Apis D 4,* 5 × täglich 5 Tropfen.

Hochrote Hautentzündung. Heftige Rötung und Blutüberfüllung (Kongestion), speziell des Kopfes, mit klopfenden Schmerzen.

> *Glonoin D 12,* anfangs stündlich,
> später 5 × täglich 5 Tropfen.

Notfall. Falls etwa am Meeresstrand nicht sofort ein Arzt vorhanden ist, routinemäßig *Belladonna D 12,* im Wechsel mit *Apis D 4,* alle 5 Minuten 5 Tropfen auf die Zunge träufeln (auch wenn der Patient bewußtlos ist), bis der Arzt eintrifft.

Zusätzliche Maßnahmen

– Im Schatten flach lagern.
– Waschungen des Körpers mit kühlem Wasser.

Sportverletzungen → Gehirnerschütterung, → Wunden

Stenokardie → Herzschmerzen

Struma → Kropf

Tennisarm → Ellbogenschmerz

Torticollis → Muskelrheumatismus

Übelkeit siehe auch → Erbrechen, → Kopfschmerzen, → Magengeschwür, → Reisekrankheit, → Schwindel

Übelkeit ist häufig eine Begleiterscheinung von Magenstörungen. Sie kann aber auch im Gefolge von Kopfschmerzen, beim Autofahren oder in der Schwangerschaft als vegetative Störung auftreten.

Wann soll man zum Arzt?

Wenn die Übelkeit zunimmt und sich nicht durch einfache Mittel beseitigen läßt.
Auch bei sorgfältig untersuchten Magenleiden, die sich auf andere Weise nicht bessern lassen, ist die Homöopathie erfolgversprechend.

Homöopathische Behandlung

Nach zuviel Essen und Trinken. Übelkeit mit Magendruck, Sodbrennen, Brechreiz und Verschlimmerung durch Essen. Abneigung gegen Essen. Bewährtes Mittel.
Nux vomica D 6, 5 × täglich 5 Tropfen.

Nervöse Übelkeit. Vegetativ empfindliche Menschen, magenempfindliche Menschen reagieren oft auf seelische Belastung mit Übelkeit. Essen bessert manchmal.
Ignatia D 12, mehrfach täglich 5 Tropfen bei Bedarf.

Übelkeit und Darmstörung in fernen Ländern. Zum Mitnehmen auf Reisen in tropische Länder.
Okoubaka D 4,
während der Zeit der Gefährdung 3 × täglich 5 Tropfen. Nach Magen- oder Darmstörungen häufig 5 Tropfen auf die Zunge.

Übelkeit in der Schwangerschaft.
Bewährtes Mittel. Die Störung ist
manchmal sehr hartnäckig.
Sepia D 12, morgens und abends
5 Tropfen.

Zusätzliche Maßnahmen

– Bei akuten Störungen fasten und
Bittertee trinken (Wermut, Schaf-
garbe, Tausendgüldenkraut).
– Bettruhe und feuchtwarme Aufla-
gen auf die Magengegend.
– Der oft empfohlene Schnaps be-
wirkt manchmal Verstärkung der
Übelkeit.

Unruhe

Unruhe, Ruhelosigkeit ist eine nerv-
lich-vegetative Störung, die innerlich
(innere Unruhe) oder äußerlich am
ganzen Körper, auch an Händen oder
Füßen, auftreten kann.

Wann soll man zum Arzt?

Nur bei Zunahme der Unruhe. Im allgemeinen genügen einfache Mittel.

Homöopathische Behandlung

**Innere Ruhelosigkeit mit Nerven-
schwäche.** Der Hafer ist unser Hauptmittel. Wirkt kräftigend und nerven-
aufbauend. Kann auch zum Schlafen
verwendet werden.
Avena D 4, 3 × täglich 10 Tropfen.

Zappelphilipp. Ruhelose, nervöse
Kinder, Schüler, Studenten.
Agaricus D 4, 3 × 5 Tropfen.

Nervöse Unruhe vor Prüfungen.
Unruhe, Herzklopfen, Handschweiß.
Strophantus D 3, abends vor der
Prüfung, morgens vor und

während der Prüfung mehrfach
5 Tropfen.

Unruhe der Beine. Kinder oder Erwachsene können die Beine kaum ruhig halten und müssen immer herum-
zappeln.
Causticum D 6, morgens und
abends 5 Kügelchen.

Unruhe der Hände. Die Hände sind
dauernd in Bewegung, zupfen, zappeln, fahren im Gesicht herum.
Kalium bromatum D 12,
2 × täglich 5 Tropfen.

Unruhe im Bett. Entweder können
die Beine sehr unruhig sein, so daß sie
den Schlaf hindern, oder es gehen
durch den ganzen Körper Störungen,
die elektrischen Schlägen gleichen und
das Einschlafen stören.
Zincum metallicum D 12, abends
und nachts 5 Tropfen.

Zusätzliche Maßnahmen

– Die angestaute Nervosität unse-
rer Zeit läßt sich oft durch körperliche Bewegung (Waldlauf,
Schwimmen, Spielen, Reiten) ableiten.
– Geregelte Lebensführung und
ausreichender Schlaf tragen dazu
bei, die Ruhe zurückzugewinnen.
– Manchmal ist der Schlafplatz
durch Erdstrahlen gestört (Ruten-
gänger).
– Während des Sommers sind kalte
Waschungen oder Wechselduschen zu empfehlen.
– Kneippsche Anwendungen können sehr gut wirken.

Venenentzündung mit Thrombose (Thrombophlebitis)

Entzündliche Veränderungen der Venenwand, meist am Bein, gehen oft mit einem Gefäßverschluß (Thrombose) durch ein Blutgerinnsel einher. Die Venenentzündung kann ohne Fieber, aber auch mit septischem Fieber verlaufen. Die Umgebung der betroffenen Vene zeigt starke Schwellung, Rötung und Druckempfindlichkeit. Eine Gefahr besteht im Abriß eines Teiles des Blutgerinnsels und Verschleppung durch den Blutstrom, beispielsweise in Lunge oder Gehirn (Embolie).

Wann soll man zum Arzt?

Sobald die Venenentzündung ein größeres Ausmaß annimmt oder Fieber eintritt. Immer wiederkehrende Entzündungsschübe in einem Krampfaderbein sind der homöopathischen Behandlung oft zugänglich.

Homöopathische Behandlung

Akute Venenentzündung.
Die Venen sind gerötet, heiß, sehr berührungsempfindlich. Klopfende Schmerzen. Verlangen nach warmen Anwendungen.
Belladonna D 12, alle 2 Stunden 5 Tropfen.
Teigige Schwellung, weniger rot, stechender Schmerz, Verlangen nach kalten Anwendungen auf der entzündeten Stelle.
Apis D 4, alle 2 Stunden 5 Tropfen.
Beide Mittel können im akuten Zustand im Wechsel (stündlich 5 Tropfen) gegeben werden.

Stauung mit beginnender Entzündung. Venenmittel bei Neigung zu Blutung (dunkel), zu Stauung, zu Schmerz. Für Hamamelis ist die Situation meist weniger dramatisch als bei den obigen Mitteln.
Hamamelis D 4, alle 2 Stunden 5 Tropfen.

Chronische Venenentzündung mit Ekzem. Neigung zu Venenstauung. Mittel für weniger heftigen sowie chronischen Verlauf mit Anschwellung der Unterschenkel und Neigung zu Ekzem, besonders in den Wechseljahren. Venenbeine mit chronischen Thrombosen.
Aristolochia D 12, alle 2 Stunden 5 Tropfen.

Hauptentzündungsmittel. Entzündung bis zur Sepsis. Blaurote Verfärbung. Hochgradige Berührungsempfindlichkeit. Überempfindlichkeit gegen warme Anwendungen. Die linke Seite ist vorwiegend betroffen.
Lachesis D 12, 5 × täglich 5 Tropfen.

Venenbein mit wiederkehrender Thrombose. Bewährtes Mittel bei chronischem Prozeß. Beziehung zu Gefäßen und Stützfasern. Krampfaderbildung (Varikose). Stauung mit Ödembildung der Beine. Lange geben, bildet Stauung und Entzündung langsam zurück.
Calcium fluoratum D 6, 3 × täglich 1 Tablette.

Zusätzliche Maßnahmen

– Alles, was das Blut verdickt, ist zu vermeiden: Milch, Zucker, Honig, Bier.
– Alles, was das Blut verdünnt, ist empfehlenswert: Buttermilch, saure Säfte, Obstessig.

– Bei Kältebedürfnis: Quark- oder angerührte Heilerdeauflage über die entzündete Vene.
– Bei Wärmebedürfnis: lauwarme Heublumenwickel.
– Ansetzen von Blutegeln.
– Stützende Binden.

Verbrennung (Brandwunden) siehe auch → Sonnenbrand

Durch Feuer, heiße Flüssigkeit, heiße Gegenstände können Hautverbrennungen entstehen:
1. Grad: Rötung der Haut.
2. Grad: Schädigung der tieferen Hautschichten; Blasenbildung, Absonderung von Gewebeflüssigkeit.
3. Grad: Zerstörung sämtlicher Hautschichten.
4. Grad: Schädigung der darunterliegenden Gewebe.

Wann soll man zum Arzt?

Wenn die Verbrennung den 3. Grad erreicht oder Fieber und allgemeine Krankheitszeichen entstehen. Bis zum Arztbesuch kann die homöopathische Behandlung in jedem Fall fortgeführt werden.

Homöopathische Behandlung

Hauptmittel. Rötung, Berührungsempfindlichkeit der Haut, klopfender, heftiger Schmerz. Eventuell Fieber.
Belladonna D 12, alle 10 Minuten 5 Tropfen.

Akute Verbrennung (auch auf der Zunge).
Trockene Rötung. Berührungsempfindlichkeit. Schock mit Angst.
Aconit D 12, alle 10 Minuten 5 Tropfen auf die Zunge.

Hauptmittel. Läßt die Blasen oft schnell eintrocknen.
Cantharis D 6, stündlich 5 Tropfen.

Verbrennung mit Blasenbildung (auch auf der Zunge).
Stechender Schmerz, Kälteverlangen.
Apis D 4, stündlich 5 Tropfen.
Kleinere Bläschen in Gruppen, Wärmebedürfnis. Unruhe.
Rhus tox. D 6, stündlich 5 Tropfen.

Blasenbildung mit Blutung.
Heftiger Wundschmerz, kleine Blutungen der zerstörten Blasen.
Hamamelis D 4, 5 × täglich 5 Tropfen.

Verbrennung 3. Grades. Gewebsdefekt, Gangrän (Brand), heftiger Durst, großes Brennen. Arzt!
Arsen D 6, 5 × täglich 5 Tropfen.

Zusätzliche Maßnahmen

– Im akuten Zustand mit Alkohol sowie mit verdünnter Calendula-Tinktur abwaschen.
– Combuduron als Flüssigkeit oder Salbe auf die betroffenen Stellen.
– Kühlende Auflagen mit Quark oder angerührter Heilerde.

Verstopfung (Obstipation)

Schwierigkeiten bei der Stuhlentleerung oder unregelmäßiger und zu seltener Stuhlgang können durch Trägheit des Dickdarms oder durch dessen Verkrampfung bedingt sein (atonische oder spastische Obstipation).

Wann soll man zum Arzt?

Wenn der Stuhlgang nicht wieder in Gang kommt. Wenn der Verdacht auf eine Geschwulstbildung oder eine andere Behinderung im Darm entsteht. Die Stuhlverstopfung ist meist ein chronisches Leiden und hängt mit mangelnder Gewöhnung des Darms, falscher Lebensweise oder falschen Ernährungsgewohnheiten zusammen.

Homöopathische Behandlung

Kein Stuhlgang, schlaffer Darm. Wärmebedürftig. Lange Sitzungen mit vielem Pressen. Stuhl schlüpft leicht wieder zurück.
Silicea D 6, morgens und abends 1 Tablette.

Schlaffer Darm durch seelische Belastung. Als Folge von Schreck, Kummer, beruflicher Belastung, Ortsveränderung funktioniert der Darm nicht mehr. Bei Entleerung ist der Stuhl trotzdem weich.
Ignatia D 12, 2 × täglich 5 Tropfen.

Schafskotstuhl, vergeblicher Drang.
Viele Abführmittel, viele Reizmittel, erregte, hektische Lebensweise.
Nux vomica D 12, 2 × täglich 5 Tropfen.
Trockener Stuhl, schwache Leberfunktion, erregbares Temperament, nervös.
Magnesium carbonicum D 12, 2 × täglich 5 Tropfen.

Zugrundeliegen von Leber-Gallenstörung. Stuhl hell, von Schleim bedeckt, schlechter von fetten Speisen.
Hydrastis D 4, 3 × täglich 5 Tropfen.

Verstopfung bei Abführmittelmißbrauch. Gewöhnung an Abführmittel. Schafskotstuhl. Vergeblicher Drang, nervöses, hastiges Wesen.
Nux vomica D 4, 3 × täglich 5 Tropfen.

Verstopfung in der Schwangerschaft. Gefühl eines Knollens vor dem After. Trägheit des Darms nur in der Schwangerschaft. Öfters Schwangerschaftsbeschwerden.
Sepia D 12, 2 × täglich 5 Tropfen.

Zusätzliche Maßnahmen

- Verordnung aller, auch pflanzlicher Abführmittel verhindert die Heilung der Verstopfung!
- Grundsätzlich gilt: hart oben rein = weich unten raus – weich oben rein = hart unten raus.
- Zeit für Stuhlentleerung einhalten, Stuhlforderung nicht übergehen.
- Frischkost vor dem Gekochten essen.
- Ballaststoffe sind wichtig; bei älteren Menschen »einschleichend« geben, d. h. mit kleinen Mengen beginnen und allmählich steigern.

Vorsteherdrüse → Prostataerkrankungen

Wadenkrampf, Muskelkrampf, Krampfschmerzen

Wadenkrämpfe sind schmerzhafte Zusammenziehungen der Muskeln in Wade, Fuß oder Oberschenkel, oft durch Stauung oder Krampfadern verursacht.

Wann soll man zum Arzt?

Das wird selten notwendig sein. Die homöopathische Behandlung ist bewährt.

Homöopathische Behandlung

Hauptmittel. Bewährtes Mittel bei nächtlichen Wadenkrämpfen, die sich in der Bewegung bessern. Nach 8 bis 14 Tagen Pause einlegen, bis die Krämpfe wieder auftreten. Meist ist eine Stauungsneigung vorhanden.
Cuprum aceticum D 4, abends und nachts 1 Tablette.

Wadenkrampf nach Anstrengung. Weniger bei der Anstrengung selbst als nach der Anstrengung im Sitzen, auch nachts im Bett, treten Wadenkrämpfe auf.
Rhus toxicodendron D 12, abends und nachts 5 Tropfen.

Wadenkrämpfe durch Stauungsneigung. Konstitutionsbehandlung beim venös gestauten, zu Krampfadern neigenden Menschen, wobei das rechte Bein mehr belastet ist. Gesicht meist rot.
Sulfur D 12, 2 × täglich 5 Tropfen. Nächtliche Wadenkrämpfe, besonders beim Ausstrecken des Beins.
Calcium carbonicum D 12, 2 × täglich 5 Tropfen.
Kalzium ist ein Konstitutionsmittel und beseitigt die Stauungserscheinungen beim Lymphatiker (Menschen mit feiner weißer Haut, gedunsenem, blassem Aussehen sowie Neigung zu hartnäckigen, oft wiederkehrenden Drüsen- und Hautentzündungen: Ausscheidung von Lymphe).
Wadenkrämpfe bei muskulärer Konstitution und Neigung zu Krampfaderbildung. Körperliche Anstrengung führt nachts oft zu Krämpfen.
Arnica D 6, 2 × täglich 5 Tropfen.

Zusätzliche Maßnahmen

– Wenig Süßigkeiten essen. Verstärkt die Krampfneigung.
– Abends keinen Alkohol trinken. Verstärkt die Krampfneigung.
– Beine massieren und mit einer Krampfadersalbe, zum Beispiel Hamamelissalbe, abends einreiben.
– Das untere Bettende etwas hochstellen (Unterschieben eines Buches).
– Weniger Kalzium-, mehr Magnesiumzufuhr, zum Beispiel Biomagnesin, morgens und abends 2 Tabletten.

Warzen

Warzen sind gutartige Hauterhebungen, oft durch Viren verursacht. Die meisten Menschen bekommen Warzen, speziell im Alter.

Wann soll man zum Arzt?

Wenn eine Warze dunkel wird und wächst. Wenn sie an einer schmerzhaften Stelle sitzt, zum Beispiel an der Fußsohle, und man sie auf andere Weise nicht losbekommt.

Homöopathische Behandlung

Harte Warzen. Mittel lange Zeit einnehmen. Besonders bewährt bei Warzen an den Fingerspitzen und zwischen den Fingern.
Causticum D 12, abends 5 Tropfen.

Weiche Warzen. Bewährt bei kälteempfindlichen, rheumatischen Personen.
Thuja D 12, abends 5 Tropfen.

Fußsohle. Bewährt bei Neigung zu Verhornung an der Fußsohle mit Warzenbildung. Lange Zeit einnehmen.
Antimonium crudum D 6,
2 × täglich 1 Tablette.

Warzen an der Hand. Kleine, leicht blutende Wucherungen in größerer Zahl.
Acidum nitricum D 6,
2 × täglich 5 Tropfen.

Konstitutionsbehandlung bei Warzen. Oft liegt den immer wiederkehrenden Warzen eine bestimmte Konstitution zugrunde, abgesehen von der Virusursache. Diese kann durch längerdauernde Behandlung mit Medorrhinum gebessert werden. Die Konstitutionsbehandlung läßt sich mit dem Lokalmittel kombinieren.
Medorrhinum C 30,
1 × wöchentlich 5 Kügelchen.

Zusätzliche Maßnahmen

– Suggestionsbehandlung ist oft wirksam.
– Lokal (örtlich) betupfen mit Chelidonium-Tinktur oder dem gelben Saft, der aus dem frisch gebrochenen Schöllkraut austritt; Thuja-Tinktur aus dem Lebensbaum.
– Keine Maßnahmen wie Hineinstechen, Abschneiden, Abbeißen!
– Versuch mit warzenauflösenden Pflastern.

Wechseljahre (Klimakterium) siehe auch →
Menses, → Muskelrheumatismus

Die Wechseljahre der Frau bedeuten die Zeit der physiologischen Umstellung im Zusammenhang mit dem altersbedingten Nachlassen der Hormonproduktion der Eierstöcke. Dabei treten Beschwerden auf. Es ist nicht sinnvoll, durch Einnahme von Hormonpräparaten die Umstellung immer weiter hinauszuschieben.

Wann soll man zum Frauenarzt?

Bei Blutungen während der Wechseljahre. Die Frage ist stets, ob diese im Rahmen der Umstellung normal oder durch einen Krebs bedingt sind.

Homöopathische Behandlung

Routinemittel. Erleichterung des Übergangs im Klimakterium. Vermeidung oder Ersatz von Östrogenen.
Aristolochia D 12, 2–3 × täglich 5–10 Tropfen.

Überaktive Frauen. Die Zeit der Periode wird durch Beschwerden wahrgenommen, die Periode selbst bleibt aus. Überempfindlichkeit gegen Hitze, Sonne, beengende Kleidung. Geschwätzigkeit, Eifersucht.
Lachesis D 12, morgens und abends 7 Tropfen.

Passive, zum Weinen geneigte Frauen. Das Mittel paßt für Frauen, die Probleme mit ihren Venen haben (Krampfadern). Abneigung gegen Fett, wenig Durst. Empfindlich gegen warme Räume, trostbedürftig.
Pulsatilla D 6, 3 × täglich 5 Tropfen.

Depressive Frauen. Gelenkschmerzen. Alles wird schwarz in schwarz gesehen. Kopfschmerzen.
Cimicifuga D 6, 2 × täglich 7 Tropfen.

Rote, rundliche Frauen. Warme Menschen. Hautstörungen, Leberstörungen.
Sulfur D 12, 2 × täglich 5 Tropfen.

Hitzewallungen mit starken Schweißen. Erröten, starke Hitze und lästiges Schwitzen stehen im Vordergrund.
Acidum sulfuricum D 6,
3 × täglich 5 Tropfen.

Windpocken (Varizellen)

Windpocken sind eine hochansteckende Krankheit des Kindesalters, die vom dritten Lebensmonat bis ins Jugendalter auftritt. Die Krankheit wird von einem Virus hervorgerufen.

Wann soll man zum Arzt?

Bei hohem Fieber. Im allgemeinen verläuft die Kinderkrankheit mild mit Fieber bis 38° und Schüben von Bläschen auf der Haut über etwa acht Tage. Der Ausschlag soll deutlich herauskommen.

Homöopathische Behandlung

Hauptmittel. Wenn keine strengen Anzeichen bestehen, sichert Pulsatilla einen milden Verlauf.
Pulsatilla D 6, 3 × täglich 5 Tropfen.

Die Bläschen jucken stark. Der Juckreiz wird schlimmer in Wärme und in Kälte. Besser in völliger Ruhe.
Mezereum D 6, 3 × täglich 5 Tropfen.
Der Juckreiz wird schlimmer in Wärme und besser in Kälte. Besser auch, wenn das Kind sich bewegt.
Sulfur D 6, 2 × täglich 5 Tropfen.

Die Windpockenbläschen tun weh. Verschlimmerung der Beschwerden in Kälte und in Bewegung.
Ranunculus bulbosus D 6,
2 × täglich 5 Tropfen.

Zahlreiche Windpockenbläschen. Wärme bessert, Kälte verschlimmert. Das Umherlaufen der Kinder bessert.
Rhus toxicodendron D 12,
2 × täglich 5 Tropfen.

Zusätzliche Maßnahmen

– Das Kratzen an den Bläschen sollte verhindert werden, da entstellende Narben entstehen können.
– Ein Bad mit einem gestrichenen Teelöffel Kaliumpermanganatkristallen, als blauviolette Lösung in einem Glas Wasser aufgelöst, soll sich bis zu einer hellen Rotweinfarbe färben. Darin wird das Kind 1–2 × täglich gebadet. Das mildert den Juckreiz sehr. Die Temperatur soll angenehm sein. Die Braunfärbung der Nägel verschwindet schnell wieder.

Wirbelsäulenrheumatismus

Durch Abnützung von Wirbeln und Wirbelgelenken sowie durch Entzündung an diesen Gelenken kommt es zu Störungen im Bereich der Wirbelsäule, die auch in andere Bereiche des Körpers ausstrahlen können.

Wann soll man zum Arzt?

Wenn heftige Schmerzen, Bewegungsunfähigkeit oder Lähmungen auftreten (Bandscheibenleiden).

Homöopathische Behandlung

Akuter Hexenschuß, auch Schmerzen in der Lendenwirbelsäule.
Bryonia D 2 und *Nux vomica D 2,*
stündlich 5 Tropfen im Wechsel.

Zusätzlich Kartoffeldämpfe (frischgekochte, heiße Schalkartoffeln in einem Leinensäckchen) auf die betroffene Stelle.

Halswirbelsäule. Schmerzausstrahlung von der Halswirbelsäule in den Kopf.
Gelsemium D4, 5 × täglich 5 Tropfen.

Schleudertrauma. Durch plötzliches Rückwärtsschleudern des Kopfes bei Autounfällen verursachte Nervenschmerzen.
Hypericum D4, 5 × täglich 5 Tropfen.

Lendenwirbelsäule. Dauerbehandlung bei gut diagnostizierten Wirbelsäulenleiden. Bewährt bei chronischen Bandscheibenleiden und Wirbelabnutzungen.
Strontium carbonicum D12, 2 × täglich 1 Tablette, 4 Wochen lang.
Tellurium D12, 2 × täglich 1 Tablette, 4 Wochen lang.
Thallium D12, 2 × täglich 1 Tablette, 4 Wochen lang.
Dann wieder von vorn.

Zusätzliche Maßnahmen

– Aktive Behandlung!
– Auch bei älteren Patienten sorgfältige, behutsame Gymnastik.
– Massage hilft nur vorübergehend.
– Bäder sind oft fragwürdig.

Wunden, Verletzungen

Wunden können sehr verschieden aussehen: Prellungen mit Bluterguß, Zerrungen von Bändern oder Gelenken; offene Verletzungen mit Infektionen durch Kleiderteile oder Erde, etwa bei einem Unfall; Stichwunden durch einen häuslichen Unfall; Schnittwunden im Rahmen der Hausarbeit.

Wann soll man zum Arzt?

Bei offenen Wunden; bei starker Verschmutzung *(Gefährdung durch Tetanus)*. Bei Verdacht auf Knochenbruch oder Verletzung von Bändern. Wenn die Schnittverletzung an einer Stelle sitzt, wo wegen des Gebrauchs, zum Beispiel der Hand, oder wegen des Aussehens (Gesicht) Wert auf eine möglichst schöne Verheilung gelegt wird. Bei Unfällen. Bei Sportverletzungen.
Die homöopathische Behandlung verbessert nicht nur die Heilungstendenz, sondern vermindert auch die Schmerzen. Ihr Hauptwirkungsfeld sind die vielen Verletzungen und deren Folgezustände, die nur schwer vom Chirurgen beeinflußt werden können.

Homöopathische Behandlung

Hauptmittel. Paßt bei Brüchen, bei Zerrungen und Verrenkungen, bei Prellungen und Quetschungen, bei Blutergüssen und Gehirnerschütterungen. Bei bettlägerigen oder im Krankenhaus befindlichen Patienten kann Arnica, mit Einverständnis des Arztes, parallel zu der anderen Behandlung gegeben werden.
Arnica D4, stündlich bis 3 × täglich 5 Tropfen auf die Zunge.

Knochenbrüche, Knochenoperationen. Zur Unterstützung der Kallusbildung (Kallus = Knochenschwiele, wodurch Knochenbrüche heilen), auch im Krankenhaus mit Zustimmung des Arztes.
Symphytum D4, 3 × täglich 10 Tropfen.

Zerrungen, Verrenkungen. Das Mittel hat Einfluß auf Gelenkkapsel, Bänder, Muskelansätze.
> *Rhus toxicodendron D4,*
> 3–5 × täglich 5 Tropfen.

Prellungen und Quetschungen.
Neben *Arnica D4* (stündlich bis 3 × täglich 5 Tropfen auf die Zunge): *Ruta D4,* 3 × täglich 5 Tropfen (Gelenkhaut); *Calendula D4,* 3 × täglich 5 Tropfen (Gewebszerstörung); *Hypericum D4,* 3 × täglich 5 Tropfen (Nervenreizung).

Schmerzen bei Verletzungen.
Bei Gewebezertrümmerung und Bluterguß.
> *Arnica D4,* 5 × täglich 5 Tropfen.

Wenn Arnica nicht hilft:
> *Bellis D3,* stündlich 5 Tropfen.

Stichverletzung.
> *Ledum D3,* 5 × täglich 5 Tropfen.

Schnittverletzungen.
> *Staphisagria D6,* 4 × täglich 5 Tropfen.

Zusätzliche Maßnahmen

- Wunden nicht viel berühren, ausbluten lassen. Das schwemmt die Verschmutzung weg.
- Wenn die Blutung nicht stehen will, leichter Druckverband.
- Offene, feuchte Wunden grundsätzlich feucht behandeln, wobei der Kochsalzlösung für die Kompressen 20 Tropfen Arnicatinktur oder 20 Tropfen Calendulatinktur (Ringelblume) oder 20 Tropfen Bellistinktur (Gänseblümchen) beigefügt werden können. Anfangs die Verbände oft wechseln.
- Arnica- oder Calendulasalbe zur Weiterbehandlung, auch bei unverletzter Haut.

- Bei vernachlässigten Wunden können gequetschte Wirsingkohlblätter (ungespritzt!), wochen-, wenn nötig monatelang regelmäßig aufgelegt, noch zur Heilung führen. Das gilt auch für Fälle, in denen die Beine schon blauschwarz oder infolge venöser Stauung sehr stark verändert sind und jeder Behandlung trotzen.

Wurmkrankheit

Als Darmparasiten können beim Menschen Hakenwürmer, Madenwürmer, Spulwürmer, Bandwürmer und andere, seltenere Wurmsorten auftreten. Der Nachweis erfolgt durch das Auffinden von Wurmeiern (beziehungsweise der Würmer oder der Wurmglieder) im Stuhl. Es gibt spezielle Medikamente zur Abtötung der verschiedenen Würmer. Oft ist das Milieu im Darm oder die dauernde Infektion maßgebend für die Wurmbesiedelung.

Wann soll man zum Arzt?

Bei Bandwurmerkrankung, weil der Kopf des Wurmes abgetrieben werden muß. Wenn der Erwachsene oder das Kind durch die Wurmkrankheit stark beeinträchtigt werden, wenn sie zum Beispiel blutarm, blaß und müde sind. Die Homöopathie kann in leichteren Fällen oder zusätzlich viel leisten.

Homöopathische Behandlung

Hauptmittel. Das Mittel kann monatelang eingenommen werden. Es verändert allmählich das Darmmilieu und ist unschädlich.
> *Cuprum oxydatum nigrum D4,*
> morgens und abends 1 Tablette lutschen.

Madenwürmer. Auch Sulfur wirkt
auf das Darmmilieu ein.
>   *Sulfur D4,* morgens und abends
>   1 Tablette.

Wurmkinder mit Appetitstörung.
Längere Zeit geben; sowohl der Wurmbefall wie die Appetitstörung können
behoben werden.
>   *Abrotanum D4,* morgens und
>   abends 5 Tropfen.

Nervenreizung bei Wurmbefall.
Das Wurmkraut zeigt mit seinem Na-
men, daß es wirksam ist bei nervösen
Störungen, bei Unruhe, Nasenjucken
usw. im Zusammenhang mit Wurmbefall.
>   *Spigelia D6,* 2 × täglich
>   5 Tropfen.

Zusätzliche Maßnahmen

- Bei Wurmbefall im unteren Darm-
  abschnitt sind Knoblauch-
  einläufe mit Abkochung von 1 bis
  2 Knoblauchzehen in etwa 20 ml
  Wasser bewährt. 4 × im Abstand
  von 3 Tagen durchführen.
- Knoblauch, Möhren, Kürbiskerne
  mögen die Würmer nicht, deshalb
  der täglichen Nahrung beifügen.
- Die Selbstinfektion durch Kratzen
  am juckenden After, wobei die
  Wurmeier wieder in den Mund gelangen, sobald die Finger in den
  Mund gesteckt werden, unbedingt
  unterbinden. Kinder sollten
  nachts eng anliegende Höschen
  tragen. After, Hände und Nägel
  häufig und gründlich reinigen!
- Mit menschlicher Jauche gedüng-
  te Salate und Gemüse sind gerade
  in biologischen Betrieben oft eine
  Infektionsquelle.
- Süßigkeiten und Zucker meiden.

- Manche Wurmsorten werden
  durch das Fleisch von Tieren
  übertragen, Vorsicht beim Ver-
  zehr von rohem Fleisch.

Zahnfleischentzündung (Paradontitis), Zahnfleischbluten

Zahnfleischbluten ist eine Entzündung
des Zahnfleischrandes durch Bakte-
rieninfektion; es ist häufig verbunden
mit Zahnstein, Bildung eitriger Zahn-
taschen und Lockerung der Zähne.
Das Zahnfleisch blutet leicht, speziell
beim Zähneputzen. Eine Fehlstellung
der Zähne, schlechte Gebißverhältnis-
se, ungünstige Kaubelastung oder allgemeine Abwehrschwäche können die
Krankheit fördern. Sie verläuft in Phasen, in verschiedenen Formen und
Tiefen.

Wann soll man zum Arzt?

Wenn man mit der Erkrankung nicht
selbst fertig wird.

Homöopathische Behandlung

Hellrote Schleimhaut. Akute, hellrote Entzündung.
>   *Belladonna D6,* 3 × täglich
>   5 Kügelchen lutschen.

Dunkelrote Schleimhaut. Die Entzündung ist eine Schicht tiefer ge-
gangen.
>   *Phytolacca D4,* 3 × täglich
>   5 Tropfen.

Blaurote Schleimhaut. Entzündung
und Stauung bis hin zur Abszeßbildung sind entstanden.
>   *Lachesis D12,* 2 × täglich
>   5 Tropfen.

Zahnfleischentzündung in der Schwangerschaft. Bewährtes Mittel, das fast nie im Stich läßt.
Mercurius solubilis D 12,
2 × täglich 5 Tropfen.

Abszeßbildung am Zahnfleisch.
Längere Zeit einnehmen, bis von innen her eine Heilung des Abszesses unter dem Zahnfleisch erfolgt.
Hepar sulfuris D 6, 2 × täglich
1 Tablette lutschen.

Zahnfleischentzündung mit Fistelbildung. Lange fortzusetzende Behandlung, bis eine Reinigung aus der Tiefe erfolgt ist.
Silicea D 6, 2 × täglich 1 Tablette.

Zahnfleischentzündung mit Geschwürbildung (Gingivitis ulcerosa, Stomatitis ulcerosa). Schlechter Geruch und Geschmack, schmierig belegte Geschwüre, Zahneindrücke am Zungenrand, Lymphknoten am Kieferwinkel. Hier ist die Grenze der Selbstbehandlung erreicht!
Mercurius solubilis D 12,
2 × täglich 5 Tropfen.

Zusätzliche Maßnahmen

– Wala-Mundbalsam bei leichten Fällen zart einmassieren. *Cistus canadensis D 3* am inneren und äußeren Zahnfleischrand zart einmassieren.
– Weiche Zahnbürste mit biologischer Zahnpasta (Reformhaus) verwenden.
– Förderung der biologischen Mundflora nach Abheilung durch Symbioflor 1, mehrfach täglich 10 Tropfen längere Zeit im Mund behalten.
– Entgiftung der Mundhöhle durch Heilerde innerlich, die gekaut und etwa zehn Minuten im Mund gehalten werden muß.

– Ausspülen mit Salbei- oder Thymianlösung, auch Kamillenlösung. Die Lösungen sollen 2–3 Minuten im Mund behalten werden.
– Nach Abheilung richtige Ernährung mit genügendem Rohkostanteil. Vermeiden von Schweinefleisch, weißem Mehl und weißem Zucker.

Zahnschmerzen

Zahnschmerzen beruhen auf Entzündungen im Bereich des Zahns und der Zahnwurzel, Eiterungen im Bereich der Zahnwurzel, tiefgehenden Zahndefekten (Karies) oder einer Zahnneuralgie (der Zahnarzt findet nichts).

Wann soll man zum Arzt?

Wenn die Zahnschmerzen im Lauf eines Tages nicht wesentlich besser werden.

Homöopathische Behandlung

Nach eingreifenden Zahnbehandlungen.
Arnica D 4, mehrfach täglich
5 Tropfen.

Zahnschmerzen nach Zahnfüllungen.
Nux vomica D 12, 3 × täglich
5 Tropfen.

Kälteempfindliche Zähne. Wärme verschlechtert meist ebenfalls, Druck durch Zusammenbeißen bessert.
Kalium carbonicum D 6,
3 × täglich 5 Tropfen.

Wärmeempfindliche Zähne. Kalte Flüssigkeit im Mund tut gut. Heiße

Getränke im Mund verursachen
Schmerzen.
Ferrum phosphoricum D 6,
3 × täglich 1 Tablette lutschen.

Zahnschmerzen bei warm und kalt.
Schmerzen besonders nachts.
Natrium muriaticum D 6,
2 × täglich 1 Tablette.

**Ausstrahlende Zahnschmerzen
(Nervenreizung).**
Hypericum D 6, 2–5 × täglich
5 Tropfen.

**Zahnschmerzen in der Schwanger-
schaft.** Die Zähne sind meist ganz in
Ordnung.
Sepia D 12, 2 × täglich 5 Tropfen.

Verspätete Zahnung. Längere Zeit
einnehmen.
Calcium fluoratum D 6, abends
1 Tablette.

Neigung zu Karies. Lange Zeit einnehmen.
Calcium carbonicum D 6,
2 × täglich 1 Tablette.

Prothese wird nicht vertragen.
Meist ist nach einigen Wochen eine
Gewöhnung an die Prothese möglich.
Acidum fluoricum D 6, morgens
und abends 5 Tropfen.

Zusätzliche Maßnahmen

– Vermeiden von Industriezucker
  ist wichtig!
– Vermeiden von weißem Mehl ist
  empfehlenswert!
– Zahnpflege mit biologischer Zahn-
  pasta.
– Verbesserung der Mundflora mit
  Symbioflor 1.
– Zähne durch Kauen von Frisch-
  kost gesund halten.

Zittern

Zittern kann an einzelnen Körpertei-
len, am ganzen Körper oder auch als
Gefühl auftreten. Es handelt sich
meist um vegetative, also dem Einfluß
von Willen und Bewußtsein entzogene,
zum Teil um veranlagungsbedingte
Störungen.

Wann soll man zum Arzt?

Wenn Verdacht auf Zitterkrankheit
(Parkinson) vorliegt. Wenn das Zittern
lange anhält.

Homöopathische Behandlung

Schwäche mit Zittern. Nervosität,
Schwindel, Zittern. »Hochhauskrankheit«. Bewährtes Mittel.
Argentum nitricum D 6,
2 × täglich 5 Tropfen.

Gefühl von Zittern, inneres Zittern.
Hängt oft mit Nervenschwäche und
Aufregungen zusammen. Längere Zeit
einnehmen.
Acidum sulfuricum D 12, morgens
und abends 5 Tropfen.

Zittern nach Zorn. Manchmal bleibt
nach einem Zornausbruch ein langanhaltendes Zittern zurück.
Zincum metallicum D 6,
2 × täglich 1 Tablette.

Zittern der Hände. Nervenschwäche,
nervliche Überanstrengung. Agaricus
wird auch als »Gehirnfutter« bezeichnet.
Agaricus D 4, 3 × täglich
5 Tropfen.

**Zittern beim Halten von Gegen-
ständen.** Die angeborene oder ererbte
Zitterneigung der Hand, etwa beim
Halten der Kaffeetasse, kann ver-

suchsweise mit Mercurius behandelt werden. Die Erfolge sind verschieden.
Mercurius D 12, morgens und abends 5 Tropfen.

Zittern der Füße. Siehe auch bei »Hände«.
Mercurius solubilis D 12, 2 × täglich 5 Tropfen.

Zittern des Kopfes. Dieses Zittern ist oft alters-, selten anlagebedingt.
Plumbum metallicum D 12, 2 × täglich 5 Tropfen.

Alterszittern mit Schwäche. Muß lange eingenommen werden.
Conium D 6, 2 × täglich 5 Tropfen.

Zusätzliche Maßnahmen

– Beruhigende Tees trinken, alle 4 Wochen wechseln.
– Zittern ist ein Ausdruck der Hast. Das zitternde Körperteil bewußt und langsam führen.
– Reizmittel wie Kaffee, Tee, Alkohol, Zigaretten vermeiden. Sie verstärken das Zittern.
– Manchmal ist ein Tapeten- und Ortswechsel oder eine Erholung erforderlich, um das Zittern zu bessern.

≡ **Weiterführende Literatur**

Köhler, Gerhard: »Lehrbuch der Homöopathie«, Bd. 1 u. 2. Hippokrates-Verlag, Stuttgart
Charette, Gilbert: »Arzneimittellehre für die Praxis«. Hippokrates-Verlag, Stuttgart

Kleine Arzneimittellehre

Abrotanum (Eberraute)
Wirkung auf Lymphdrüsen. Bei Abmagerung, Fieberzuständen, Blutungen, Verfrorenheit.

Acidum benzoicum (Benzoesäure)
Harnsaure Diathese; Harn dunkel, von scharfem Geruch (wie Pferdeharn). Beziehung zu Sehnen, Gelenken, Sehnenscheiden, Ganglien.

Acidum fluoricum (Flußsäure)
Große körperliche und geistige Aktivität ohne Durchhaltevermögen. Variköser (krampfaderiger) Symptomenkomplex; Haarausfall, Störung an Knochen, Zähnen, Haut.

Acidum formicicum (Ameisensäure)
Rheumatisch-gichtische Erkrankungen und Arthrosen. Erkrankungen der Schleimhäute und Drüsen. Chronische Hauterkrankungen. Wetterabhängige Leiden. Kälteempfindlichkeit.

Acidum nitricum (Salpetersäure)
Reizbarkeit mit Schwäche. Abmagerung, Fieberzustände, Erkrankungen der Schleimhaut an der Hautgrenze. Knochenerkrankung. Übelriechende Sekrete.

Acidum phosphoricum (Phosphorsäure)
Schwäche nach Anstrengungen, nach Kummer, nach Säfteverlust. Schulschwierigkeiten.

Acidum sulfuricum (Schwefelsäure)
Ungewöhnliche Erschöpfung mit Schwäche und innerem Zittern. Hitze mit Wallungen und Schwitzen. Katarrhalische Entzündung aller Schleimhäute. Blutungsneigung. Alles ist sauer.

Aconit (Sturm- oder Eisenhut)
Plötzliches, heftiges, hohes Fieber mit Angst und Unruhe, oft verursacht durch kalten Wind. Neuralgien, Herzklopfen.

Ambra (wachsartige Ausscheidung des Pottwals mit Geruchsstoffen, grauer Amber)
Vorzeitige Alterung. Die geringste Beanspruchung der Nerven greift sehr an. Patient kann nachts nicht abschalten; will allein sein.

Anacardium (Baum in Ostindien, die reifen Früchte nennt man Tintennüsse)
Magenschmerzen, die durch Essen gebessert werden. Heftiges Temperament mit Fluchen. Gedächtnisschwäche. Hautausschläge mit heftigem Jucken und nervösem Reiz.

Antimon (Grauspießglanz, Antimonium crudum, Antimonsulfit)
Mißgelauntes, störrisches Wesen. Magenstörungen mit Erbrechen; Vielfraß. Fußsohlen verdickt, schwielig, Hühneraugen. Hauterkrankungen.

Antimonium sulfuratum aurantiacum (Rotes Schwefelantimon oder Goldschwefel)
Bei Lungenblähung und chronischer Bronchitis. Lösungsmittel bei zähem Schleim.

Antimonium tartaricum (Brechweinstein)
Schneller Kräfteverfall mit heftigen Schweißen. Lockerer Schleim, der nicht ausgehustet werden kann. Husten mit Übelkeit. Bewährt bei Kindern und alten Leuten.

Apis (Honigbiene)
Akute Entzündung mit Ödem (Schwellung infolge Ansammlung wäßriger Flüssigkeit im Gewebe). Brennend-stechende Schmerzen. Kältebesserung, Durstlosigkeit.

Aranea ixobola (Klauengift der schwarzen Kreuzspinne)
Großes Kältegefühl mit innerer Unruhe. Zittern, Bedürfnis nach Bewegung. Spasmen (Krämpfe) der Muskulatur, besonders der Wirbelsäule. Sucht nach Zigaretten.

Argentum nitricum (Silbernitrat, Höllenstein)
Nervosität mit Unruhe, Gedächtnisschwäche, Zittern. Hochhauskrankheit. Magenbeschwerden mit Aufstoßen und Blähungen. Lampenfieber mit Durchfall, Kopfschmerz.

Aristolochia (Osterluzei)
Frauenmittel. Reizblase, Gelenkstörungen der Wechseljahre. Magen-Darmkatarrhe. Venöse Stauungen, Wundmittel.

Arnica (Bergwohlverleih)
Beziehung zu Wunden, Verletzungen, Blutergüssen. Bluthochdruck, Venenentzündung. Zerschlagenheitsgefühl nach Überanstrengung.

Arsenicum album
Eines der großen Mittel. Abmagerung, Sinken der Kräfte. Herzbeziehung, Angina pectoris, Angst mit Ruhelosigkeit. Brennende Schmerzen, Durst, Magen- und Darmstörungen. Hautmittel.

Arum (verwandt mit dem Aronstab)
Beziehung zum Kehlkopf mit Heiserkeit. Kehlkopfhusten. Störung der Berufsredner. Aufgesprungene Mundwinkel.

Asa foetida (Stinkasant, Gummiharz aus Persien)
Auftreibung des Leibes mit lautem Aufstoßen. Ohnmacht. Neigung zu Krämpfen (Kloß im Hals), spastischer (verkrampfter) Dickdarm mit Stuhlverstopfung.

Avena (blühender Hafer)
Erfolgreich bei nervöser Erschöpfung mit Herzklopfen, Schlaflosigkeit und Konzentrationsschwäche. Appetitlosigkeit. Hilfsmittel bei Entwöhnung von Drogen.

Barium carbonicum, Barium jodatum
Mittel für junge, zurückgebliebene Menschen und für alte (kindische) Menschen. Bei Menschenscheu. Akuter und chronischer Lymphatismus, geschwollene Mandeln.

Belladonna (Tollkirsche)
Großes Fiebermittel. Akuter Beginn mit heftigem Fieber und starkem Schweiß. Weite Pupillen. Rachen entzündet, trocken, rot. Rote Entzündung der Haut (Rotlauf). Magenkrampf, Neuralgie und Kopfschmerz. Zähneknirschen, Aufschrecken im Schlaf.

Bellis (Gänseblümchen)
Bewährtes Wundmittel, ähnlich Arnica, bei Blutandrang zum Kopf und rheumatischen Beschwerden. Folgen von Verletzungen und Überanstrengungen. Neigung zu Blutungen. Furunkulose. Schwangerschaftsstreifen.

Berberis (Sauerdorn)
Nieren- und Rückenschmerzen. Leberschmerzen. Urin wechselt in der Farbe. Störung von Gallenblase und Leber; Hauterkrankungen bei harnsaurer Diathese. Steinleiden von Niere und Galle.

Borax (Natrium-Borsalz)
Bewährt bei Mundpilz- oder Scheidenpilzerkrankungen, bei Schwämmchen im Mund. Fahrstuhlkrankheit. Kinder wollen getragen sein. Geräuschempfindlichkeit.

Bryonia (Zaunrübe)
Wirkung auf Schleimhäute mit trockenem Katarrh, Bronchien mit trockenem Husten. Wirkung auf seröse Haut (die zarte Haut, die Herz, Lunge und Därme außen überzieht: Herzbeutel, Rippenfell und Bauchfell), also etwa bei Rippenfellentzündung. Wirkung auf seröse Haut der Gelenke mit Erguß, Entzündung und Bewegungsverschlimmerung. Leber-Galle-Entzündung. Folgen von Ärger.

Cactus (Königin der Nacht)
Akute Herzschmerzen, »wie von der Faust gepackt«. Hitze. Schweiß.

Calcium carbonicum (Kalziumkarbonat)
Lymphatismus. Verzögerte Entwicklung bei Kindern. Rückbildungsstörung bei Greisen. Großes Ekzemmittel. Kälte verschlimmert. Anstrengung und Kälte verschlimmern.

Calcium fluoratum (Flußspat)
Schilddrüse. Halswirbelsäule. Mandeln. Venensyndrom. Verspätete Zahnung.

Calcium phosphoricum (phosphorsaurer Kalk)
Zappelphilipp. Suppenkasper (Appetitlosigkeit). Verlangen nach Geräuchertem. Wirbelsäulensyndrom.

Cantharis (Spanische Fliege)
Beziehung zur Blase. Brennende Schmerzen. Haut- und Schleimhäute, Verbrennungen.

Carbo vegetabilis (Holzkohle)
Blähungsbeschwerden des Magens mit Besserung durch Aufstoßen; Blähung des Leibes mit Besserung durch Windabgang. Kreislaufschwäche bei eiskaltem Körper, Blässe.

Carduus marianus (Mariendistel)
Lebermittel bei horizontal ausstrahlendem Leberschmerz; Verstopfung; Blähungen.

Caulophyllum (Frauenwurzel)
Regelschmerzen mit Schwäche und Nervosität. Rheumatismus der kleinen Gelenke.

Causticum (Ätzstoff Hahnemanns)
Halsgrippe; Schwäche; Zittern. Lähmungen. Schleimhäute wie wund. Ischias mit dem Gefühl des zu kurzen Beins. Schließmuskelschwäche der Harnblase.

Ceanothus (Seckelblume)
Milzbeziehung im Zusammenhang mit Leberleiden.

Cedron (Klapperschlangenbohne)
Neuralgische Schmerzen, wobei sich Schmerz oder Fieberanfall zur selben Stunde auf den Glockenschlag wiederholen.

Cepa (Küchenzwiebel, Allium cepa)
Schnupfen verschlimmert sich in der Wärme, besser im Freien. Scharfer Nasenfluß bei milden Tränen.

Chamomilla (echte Kamille)
Schmerzüberempfindlichkeit. Ungeduldige, ungebärdige Menschen. Kinder mit Zahnungsbeschwerden. Bauchkoliken mit Wärmeverschlimmerung.

Chelidonium (Schöllkraut)
Gallenblasenentzündung, Steingallenblase, Leberleiden. Durchfallneigung. Horizontale Ausstrahlung der Schmerzen in den Bauch. Kopfneuralgien rechts.

China (Chinabaum)
Intermittierendes (kommendes und gehendes) Fieber. Überempfindlichkeit der Sinne. Appetitlosigkeit, Blähbauch. Nervöse Schwäche, Schweiße, Blutungsneigung.

Chininum arsenicosum
Kräftigungsmittel bei Blutarmut; leichte Schilddrüsenstörungen. Periodisch wiederkehrende Neuralgien.

Cimicifuga (Wanzenkraut)
Klimakterium mit depressivem Syndrom (Gruppe zusammengehöriger Krankheitserscheinungen). Klimakterische Gelenk- und Muskelschmerzen. Hinterkopfschmerz. Kälteverschlimmerung.

Cina (Zitwersamen)
Krämpfe der Bauchorgane im Zusammenhang mit Würmern. Nasenbohren. Eigensinnige, nervöse, launische Kinder.

Cinnabaris (Zinnober)
Nebenhöhleneiterungen und Nebenhöhlenneuralgien. Bewährt.

Cocculus (Kokkelskörner, Samen aus Ceylon-Sri Lanka)
Schwindel beim Autofahren. Leere und Hohlheitsgefühl im Kopf. Übelkeit bei Speisengeruch.

Coffea (Kaffeebohne)
Bei nervöser Erregung, Ruhelosigkeit, Schlaflosigkeit durch Gedankenzufluß. Lebhafte Herztätigkeit mit Herzklopfen.

Colchicum (Herbstzeitlose)
Gichtische Gelenkschmerzen. Herbstdurchfälle durch Erkältung.

Collinsonia (Grießwurzel aus Nordamerika, Wurzelstock)
Venöse Stauungen im Becken. Verstopfung, Hämorrhoiden mit Blutabgang. Schwangerschaftsverstopfung.

Colocynthis (Koloquinte, Gurke aus Nordafrika)
Kolikartige Krämpfe im Bereich der Hohlorgane des Bauches, mit Neigung zum Zusammenkrümmen und Besserung durch Druck und Wärme. Neuralgische, einschießende Schmerzen.

Conium (Schierling)
Harte Lymphknoten. Schwindelsyndrom beim Umdrehen im Bett. Triebstörungen bei alten Männern. Kälte, Zittern und Schwäche im Alter.

Convallaria (Maiglöckchen)
Nervöse Herzstörungen, Extrasystolen bei Rauchern.

Crataegus (Weißdorn)
Altersherz. Senkt den zu hohen, erhöht den zu niedrigen Blutdruck. Herzstütze bei Infektionen.

Crocus (Safran)
Beziehung zu den weiblichen Geschlechtsorganen. Bei Krampfzuständen im Unterleib und Schmierblutung. Übler Geruch des Menstrualbluts.

Cuprum aceticum
Bewährt bei Wadenkrämpfen.

Cuprum metallicum (Kupfer)
Krämpfe, Übelkeit. Zyanose (Blaufärbung).

Cuprum oxydatum nigrum
Bewährt bei Spul- und Bandwürmern.

Dulcamara (Bittersüß)
Rheumatismus aufgrund von Kälte und Nässe; Blasenentzündung durch Kälte und Nässe; Asthma mit Hautausschlägen von Kälte und Nässe.

Echinacea (Kegelblume)
Steigerung der Abwehrleistung bei Infekten. Verletzungen, Verbrennungen. Septische Zustände (Blutvergiftung).

Erigeron (Berufskraut)
Starke, hellrote, gynäkologische (weibliche) Blutungen. Nasenbluten hellrot; Hämorrhoidenblutung hellrot.

Espeletia (Blume aus Südamerika)
Arterielle Durchblutungsstörung der Beine, speziell bei Rauchern. Hilft manchmal auch, wenn weitergeraucht wird.

Eupatorium (Wasserhanf)
Wichtigstes Grippemittel bei Katarrh der Luftwege, Gliederschmerzen, Zerschlagenheitsgefühl und Erbrechen.

Euphrasia (Augentrost)
Schnupfen mit Bindehautkatarrh der Augen, Nasensekret mild, Augensekret scharf (Cepa umgekehrt).

Ferrum metallicum (Eisen)
Herzklopfen bei blassen Personen mit leichtem Erröten. Rheumatismus, vor allem nachts, mit Besserung durch Bewegung (Schultern, Wirbelsäule).

Ferrum phosphoricum (Ferriphosphat)
Fieber- und Entzündungsmittel im akuten und subakuten (weniger heftig verlaufenden) Stadium. Beteiligung der oberen Luftwege. Kinder fühlen sich trotz Fieber ganz gesund.

Formica (Ameise)
Wetterfühliger Rheumatiker mit Kälteempfindlichkeit. Föhnkrankheit.

Galinsoga (Franzosenkraut)
Steigerung der Körperabwehr bei Grippeinfekten oder Verletzungen.

Galphimia (Strauch aus Mexiko)
Heuschnupfen; allergischer Nasenkatarrh; Bronchialasthma. Allergische Hauterkrankung.

Gelsemium (Gelber Jasmin)
Kopfgrippe mit Hinterkopfschmerzen, kongestiv (Blutandrang erzeugend); Fieber mit dunkelrotem Gesicht. Durchfälle nach Aufregung. Lähmigkeit, Zittern, Schwäche.

Glonoin (Amylnitrit)
Kopfkongestion mit Kopfschmerz. Morbus Ménière. Angina pectoris, schlimmer durch Wärme.

Graphites (Reißblei)
Trockene, rissige Ekzeme. Heißhunger mit Magenkrampf. Trockene Darmschleimhaut, atonische (durch Erschlaffung bedingte) Verstopfung.

Hamamelis (Zaubernuß)
Venöse, dunkle Blutung mit Schmerzen; Krampfaderblutung entsprechender Art; Venenstauung und Venenentzündung.

Haplopappus (Pflanze aus Südamerika)
Niedrige Blutdrucklage mit Schwäche und Schwindel; niedrige Blutdrucklage mit depressiver Stimmung und Erschöpfung.

Harpagophytum (Teufelskralle)
Chronische rheumatische Störungen, weniger entzündlich, mehr degenerativ.

Hedera helix (Efeu)
Kopfschmerzen bei Stirnhöhlenkatarrh. Schilddrüsenschwellung mit Hyperthyreose. Magenschmerz mit Appetitstörung. »Froschhände«.

Hekla lava (Lava von dem Vulkan auf Island)
Arthrosen und Spondylosen mit Knochenwucherungen.

Helleborus (Christrose)
Gehirndurchblutung bei gehirngeschädigten Kindern. Nierenmittel bei Nierenstauungen.

Hepar sulfuris (Schwefelleber von Hahnemann)
Mittel zur Förderung einer Eiterung. Übler Geruch der Absonderungen. Überempfindlichkeit gegen Kälte und Berührung.

Hernaria (Labkraut)
Nieren-Blasen-Reizung; Förderung des Steinabgangs aus Harnleitern, Niere und Blase.

Hydrastis (Gelbwurz)
Chronischer Nasenkatarrh mit dickem, zähem Schleim. Verstopfung bei Gallensteinleiden mit Schleimabgang. Dunkle, zähe Blutung aus der Gebärmutter.

Hyoscyamus (Bilsenkraut)
Nichtentzündliche Gehirnleiden. Krampfartiger, trockener Kitzelhusten im Liegen. Eifersuchtsmittel.

Hypericum (Johanniskraut)
Nervenverletzung. Gehirnerschütterung. Wurzelreizung an der Wirbelsäule entlang der Nerven. Depression.

Ignatia (Ignazbohne von den Philippinen)
Magenbeschwerden und Geschwür mit Besserung durch Essen. Stiller Kummer; Folgen von Kränkung mit Krämpfen; Kloß im Hals.

Juglans cinerea (Graue Walnuß aus Nordamerika)
Akne, Ekzeme. Im Hintergrund Leberfunktionsstörungen. Schlimmer Juckreiz.

Kalium bromatum

Unruhe der Hände und Füße bei Kindern. Nächtlicher Husten mit Krampfanfällen. Bewährt bei Strahlungsfolgen nach der Katastrophe von Tschernobyl, da es sich bei genügend hoher Gabe gegen Cäsium austauscht.

Kalium carbonicum (Pottasche)

Herzmuskelschwäche. Nasen-Rachen-Katarrhe. Kreuzschmerzen. Ängstliche, nervöse Menschen. Wärmeverlangen.

Kalium muriaticum (Kaliumchlorid)

Weißgraue Ausschwitzung an den Mandeln. Resorptionsmittel auch bei Schleimbeutelentzündungen und Ganglion.

Kalmia (Berglorbeer)

Rheumatische Beschwerden, verbunden mit Herzstörungen. Gesichtsneuralgie.

Kreosotum (Buchenholzteer)

Scharfer, übelriechender Ausfluß aus dem weiblichen Geschlechtsorgan, kann auch bei Krebs versucht werden. Übelriechende Gangrän (Brand) der Füße bei Zucker.

Lachesis (Buschmeister, Schlangengift)

Großes Mittel bei Venenentzündungen, Schilddrüsenerkrankung, Kreislaufstörungen in den Wechseljahren, Herzerkrankungen, Mangel an weißen Blutkörperchen.

Lathyrus (Saatblatterbse)

Versuch bei spastischer Parese (auf Krampfzustand beruhende Schwäche bzw. unvollständige Lähmung) der Beine.

Latrodectus (Schwarze Witwe, Spinnengift)

Heftige Herzschmerzen mit Ausstrahlung in den linken Arm bei eiskalter Haut. Todesangst.

Laurocerasus (Kirschlorbeer)

Herzbelastung; Blausucht; Schlafstörung; Herzhusten.

Ledum (Sumpfporst)

Stichverletzungen. Insektenbisse. Bronchitis der Trinker. Akuter und chronischer Gelenkrheumatismus mit Bevorzugung der kleinen Gelenke. Kaltes Wasser bessert.

Leonurus (Herzgespann)

Herzklopfen und Herzerregung im Zusammenhang mit Schilddrüsenstörungen; Herzklopfen im Liegen.

Leptandra (Ehrenpreis)

Störungen nach Gallenblasenentfernung mit wiederkehrenden Koliken und Neigung zu Durchfällen.

Lilium (Tigerlilie)
Gebärmutterverlagerung mit Druck nach unten. Herzklopfen und Herz-
schmerzen im Zusammenhang mit dem Unterleib. Trichomonadenfluor-
Nachbehandlung.

Luffa (Schwämmchen aus Mittelamerika)
Nebenhöhlenentzündungen akut, aber auch chronisch. Nasenpolypen;
allergische Rhinitis, Heuschnupfen.

Lycopodium (Bärlapp)
Großes Mittel. Leberleiden, Gallensteine; rechtsseitige Nierensteine; Pan-
kreasleiden; Schafskotstuhl; Blasenreiz. Rachenkatarrh.

Lycopus (Wolfsfuß)
Schilddrüsenwirkung bei erregter Herztätigkeit.

Magnesium carbonicum
Übererregbares Nervensystem mit Zornausbrüchen. Gallenstörungen.
Mandelentzündung. Schilddrüsenstörungen.

Magnesium fluoratum
Chronische Prostatastörung. Schilddrüsenstörung chronischer Art. Bein-
venenthrombose. Geriatricum (Heilmittel für Alterskrankheiten).

Magnesium phosphoricum (»Homöopathische Schmerztablette«)
Krampf- und Neuralgiemittel für Kopfneuralgie, Magenkrämpfe, Gallenstörungen, Regelkrämpfe.

Mandragora e radice (Alraune)
Nebenhöhlenentzündung mit Kopfschmerzen. Herzbeklemmung bei
Zwerchfellhochstand. Zwölffingerdarmgeschwür mit Essensbesserung.
Steingallenblase mit Koliken. Ischias.

Medorrhinum (Nosode, Krankheitsstoff)
Hastige, nervöse, ungeduldige Menschen. Chronische Hautausschläge.
Gelenkrheumatische Störungen. Gedächtnisschwäche.

Mercurius solubilis (Hahnemannsches Quecksilber)
Großes Mittel. Entzündungen der Schleimhäute im Mund. Angina. Entzündungen des Lymphsystems und der Lymphdrüsen. Entzündungen der Haut
der Gelenkkapseln. Übler Mundgeruch.

Mezereum (Seidelbast)
Gürtelrose mit Nässen und Entzündung. Kopfneuralgie. Mundschleim-
hautentzündung.

Millefolium (Schafgarbe)
Wundheilmittel bei hellroten Blutungen, zum Beispiel Nasenbluten,
Hämorrhoiden, Niere, Blase.

Moschus (vom Moschusreh im Himalaja)
Seelisch unausgeglichen, teils Zornausbrüche und Erregung, teils leichen-
blaß, Kollaps bis hin zur Ohnmacht. Alles wird durch Gemütserregungen
hervorgerufen.

Myristica sebifera (Talgmuskatnußbaum)

Förderung des Einschmelzens oder Eröffnung von Abszessen (»homöopathisches Messer«). Panaritium (Nagelgeschwür, Umlauf), Furunkel, Drüseneiterung.

Natrium muriaticum (Kochsalz)

Großes Mittel. Kreuzschmerz, besser durch Gegendruck. Chronische Schleimhautkatarrhe der oberen Luftwege, Durst, Trockenheit des Verdauungskanals mit Verstopfung. Schilddrüsenüberfunktion mit beschleunigter Herztätigkeit. Migränemittel. Chronische Hautkrankheiten. Depression.

Natrium sulfuricum (Glaubersalz)

Erkrankung durch feuchtes Wetter, Nebel, Aufenthalt an Seen. Leberbeziehung (Karlsbad); Blähungsneigung; Durchfälle.

Nux vomica (Brechnuß aus Ostindien)

Großes Mittel. Managertyp mit gehetzter Lebensweise. Magenbeschwerden schlimmer durch Essen. Spastische Verstopfung, Reizmittel verschlimmern. Schnupfen schlimmer im Zimmer. Hexenschuß.

Okoubaka (Baumrinde aus Afrika)

Durchfälle auf tropischen Reisen. Allergische Reaktionen; Entgiftung bei Intoxikation.

Paeonia (Pfingstrose)

Hämorrhoiden mit beißenden und juckenden Schmerzen. Analfissur.

Petroleum (Erdöl)

Hautleiden mit Schrunden, vor allem bei Kälte. Übelkeit durch Fahren im Wagen, besser durch Essen. Schwindel und Schwäche. Schlechte Heilneigung.

Phosphorus (Phosphor)

Großes Mittel. Nasenbluten; Darmbluten. Schilddrüsenstörung mit beschleunigter Herztätigkeit; viele Ängste. Brennende Schmerzen, zum Beispiel am Magen. Augenleiden.

Phytolacca (Kermesbeere)

Eitrige Angina mit rheumatischer Komplikation. Gutartige Knoten der weiblichen Brust. Subakuter (weniger heftig verlaufender) Gelenkrheumatismus.

Pichi-Pichi (Fabiana, Strauch aus Südamerika)

Stein-Eiterniere; eitriger Blasenkatarrh, auch bei Prostataleiden; Rückenschmerzen im Bereich der Niere; Analfistel.

Platin

Depression mit wechselhafter Stimmung. Gebärmutterverlagerung mit Regelstörung. Juckreiz der weiblichen Organe. Neuralgien.

Plumbum (Blei)
Blässe. Hochdruck mit Sklerose. Spastische Verstopfung. Arterielle Durchblutungsstörung der Beine. Lähmungen der Beine. Chronische Nierenstörung.

Populus (Zitterespe)
Prostataadenom mit Blasenkatarrh alter Leute.

Pulsatilla (Küchenschelle)
Großes Mittel. Regelstörungen der Frauen; Nebenhodenentzündung der Männer; Vorbereitung der Geburt. Leber-Gallen-Störungen. Katarrhe an vielen Schleimhäuten. Venöse Stauung, besonders der Beine. Gelenkrheumatische Erkrankungen.

Ranunculus bulbosus (Knolliger Hahnenfuß)
Gürtelrose mit Schmerzen. Brustschmerzen mit Rippenfellbeteiligung, Interkostalneuralgie. Feuchtkaltes Wetter verschlechtert.

Rhododendron (Alpenrose)
Wetterabhängige Gelenkschmerzen; föhnabhängige Kopfschmerzen; Witterungsneurosen mit Neuralgien.

Rhus toxicodendron (Giftsumach)
Muskelrheumatismus; Ischias mit Bewegungsbesserung und nächtlicher Verschlimmerung; chronischer Gelenkrheumatismus mit Wetter- und Kälteempfindlichkeit; Verrenkungen der Gelenke. Bläschenausschläge der Haut.

Robinia (Falsche Akazie)
Übermäßige Säurebildung des Magens mit saurem Aufstoßen.

Rumex (Krauser Ampfer)
Reizhusten im Kehlkopf; Empfindlichkeit gegen kalte Luft. Der Kranke steckt den Kopf unter die Bettdecke.

Ruta (Weinraute)
Beziehung zur Knochenhaut, Folgen von Quetschung, Schlag oder Fall; Sehnenverzerrung. Augenschwäche.

Sabadilla (Läusesamen, Samen aus Mexiko)
Heuschnupfen, allergische Rhinitis mit krampfartigem Niesen; Rachenkatarrh mit ständigem Reiz zu schlucken und zu räuspern.

Sabal (Sägepalme)
Prostataadenom mit Reizblase in den ersten Stadien. Harninkontinenz. Unterentwicklung der weiblichen Brust.

Sambucus (Holunder)
Säuglingsschnupfen mit Luftmangel, beim Erwachsenen nachts bis zu Asthmaanfällen.

Sanguinaria (Blutwurzel)
Rechtsseitige Migräne, Kopfneuralgie. Schnupfen; Polypen. Hellrote Gebärmutterblutung. Schulterrheuma rechts.

Secale (Mutterkorn)
Arteriosklerotische Gangrän (Brand); Schaufensterkrankheit; Durchblutungsstörung und Parästhesien der Hände und Arme bei Nacht; Taubheit und Nervenlähmung. Kalte Gliedmaßen, besser durch Kälte.

Selenium
Schwäche, Patient will sich hinlegen. Müdigkeit; Kopfschmerzen, Neuralgie. Störungen der Prostata, der Nebenhoden; Ejaculatio praecox. Kehlkopfkatarrh mit Heiserkeit.

Sepia (Tintenfisch)
Großes Mittel. Gebärmuttersenkung; Regelstörungen; Wallungen und Schwindel im Wechsel. Blasenreizung und Harninkontinenz; Stuhlverstopfung. Hautstörungen. Depression.

Silicea (Kieselsäure)
Großes Mittel. Wirkung auf Bindegewebe, Vernarbung. Eiterungsprozeß, Fisteln. Stuhlverstopfung. Frostiges Mittel. Folge von unterdrücktem Schweiß. Neuralgie. Erschöpfung.

Spigelia (Wurmkraut)
Herzklopfen mit Herzstechen, Erregung und Angst. Neuralgische Schmerzen der linken Körperhälfte, der Schmerz steigt und fällt mit der Sonne.

Spiraea (Mädesüß)
Gelenkrheumatismus, akut und chronisch, mit erhöhtem Wärmegefühl.

Spongia (Badeschwamm)
Kruppartiger, trockener Husten; erschwertes Atmen wie durch einen Schwamm. Kehlkopfkatarrh. Kropfbildung; Schilddrüsenüberfunktion.

Staphisagria (Stephanskörner)
Darmlähmung nach Operation; Reizblase. Ekzem. Affektschaden nach Kränkung.

Stramonium (Stechapfel)
Kind tags aggressiv, nachts ängstlich. Will immer Licht haben, hat Schlafstörungen. Will beißen, Dinge zerreißen, stottert, schielt.

Strontium
Kopfschmerzen, besser durch Wärme; benommener, taumeliger Kopf mit Schwindel. Osteoporose mit Rückenschmerzen. Zuckungen der Beinmuskeln.

Strophantus (Pfeilgift aus Afrika)
Examensangst und Lampenfieber. Altersherz.

Sulfur (Schwefel)
Großes Mittel. Verlangsamter Stoffwechsel mit vielen Hautkrankheiten. Leberstörungen, auch Alkoholleber. Venenstauung mit Hitzegefühl in den Füßen; Krampfadern und Krampfadergeschwüre. Wechseljahrsbeschwerden mit Hitzen. Morgendurchfälle. Verzögerte Erholung.

Sulfur jodatum
Resorptionsmittel. Akne und Furunkulose.

Symphytum (Beinwell)
Knochenverletzungen, Anregung der Kallusbildung; Reizung des Periosts (Knochenhaut); Arthrosen.

Tabacum (Tabakpflanze)
Akutestes Schwindelmittel, bei Übelkeit wie zum Sterben; plötzlicher Kollaps mit kaltem Schweiß; Migräne und Ménièresches Syndrom; Reisekrankheit.

Taraxacum (Löwenzahn)
Leber- und Galleerkrankung. Landkartenzunge mit weißen Platten auf rotem Grund. Appetitlosigkeit; Durchfallneigung.

Tellurium
Bandscheibenleiden; Beteiligung des rechten Ischias. Schlimmer beim Bükken, Lachen und Husten; besser beim Gehen.

Thallium
Wirbelsäulenmittel; Schmerz oft zur gleichen Stunde; Schienbeinkante druckempfindlich; Fußsohlen sehr berührungsempfindlich; Muskelatrophie der Beine mit Erlöschen der Reflexe.

Thallium aceticum
Bewährtes Mittel bei Haarausfall, sowohl des Kopfhaars im ganzen wie bei fleckweisem Haarausfall, Ausfall der Bart- und Schamhaare, der Augenbrauen.

Thuja (Lebensbaum)
Großes Mittel. Entzündungen mit Ausfluß an männlichen und weiblichen Geschlechtsorganen. Katarrhe von Nase bis zum Kehlkopf chronischer Art, große Erkältungsneigung. Muskel- und Gelenkrheumatismus. Chronische Infekte; Zahnherde.

Tuberculinum (Kultur von Tuberkelbazillen nach Koch)
Immer wiederkehrende Erkältungskrankheiten. Bettnässen. Chronisches Ekzem. Schüler- und Studentenkopfweh. Durchfälle mit Abmagerung.

Veratrum album (Weiße Nieswurz)
Bewährtes Kollapsmittel mit kaltem Schweiß im Gesicht; starke Auscheidungen (Schweiß, Erbrechen, Durchfall); Schwächeanfall beim Aufsitzen.

Viola tricolor (Stiefmütterchen)
Juckende Hautausschläge. Harntreibendes Mittel. Blutreinigung.

Zincum metallicum
Störung des Schlaf-Wach-Rhythmus; Schlaflosigkeit; Störung nach Magenresektion mit Schwächegefühl. Unruhe der Beine; große Müdigkeit. Ischias nachts mit Bewegungsbesserung.

Zincum valerianicum
Nervöse Schlaflosigkeit; unruhige Beine; Aufschreien im Schlaf.

Sachverzeichnis